Gunter Albert

Über die Lebensqualität von Patienten mit akuter myeloischer Leukämie

Gunter Albert

Über die Lebensqualität von Patienten mit akuter myeloischer Leukämie

Eine differenzierende Beobachtungsstudie

Südwestdeutscher Verlag für Hochschulschriften

Impressum / Imprint

Bibliografische Information der Deutschen Nationalbibliothek: Die Deutsche Nationalbibliothek verzeichnet diese Publikation in der Deutschen Nationalbibliografie; detaillierte bibliografische Daten sind im Internet über http://dnb.d-nb.de abrufbar.

Alle in diesem Buch genannten Marken und Produktnamen unterliegen warenzeichen-, marken- oder patentrechtlichem Schutz bzw. sind Warenzeichen oder eingetragene Warenzeichen der jeweiligen Inhaber. Die Wiedergabe von Marken, Produktnamen, Gebrauchsnamen, Handelsnamen, Warenbezeichnungen u.s.w. in diesem Werk berechtigt auch ohne besondere Kennzeichnung nicht zu der Annahme, dass solche Namen im Sinne der Warenzeichen- und Markenschutzgesetzgebung als frei zu betrachten wären und daher von jedermann benutzt werden dürften.

Bibliographic information published by the Deutsche Nationalbibliothek: The Deutsche Nationalbibliothek lists this publication in the Deutsche Nationalbibliografie; detailed bibliographic data are available in the Internet at http://dnb.d-nb.de.

Any brand names and product names mentioned in this book are subject to trademark, brand or patent protection and are trademarks or registered trademarks of their respective holders. The use of brand names, product names, common names, trade names, product descriptions etc. even without a particular marking in this works is in no way to be construed to mean that such names may be regarded as unrestricted in respect of trademark and brand protection legislation and could thus be used by anyone.

Coverbild / Cover image: www.ingimage.com

Verlag / Publisher:
Südwestdeutscher Verlag für Hochschulschriften
ist ein Imprint der / is a trademark of
AV Akademikerverlag GmbH & Co. KG
Heinrich-Böcking-Str. 6-8, 66121 Saarbrücken, Deutschland / Germany
Email: info@svh-verlag.de

Herstellung: siehe letzte Seite /
Printed at: see last page
ISBN: 978-3-8381-3659-2

Zugl. / Approved by: Berlin, Charité, Dissertation, 2010

Copyright © 2013 AV Akademikerverlag GmbH & Co. KG
Alle Rechte vorbehalten. / All rights reserved. Saarbrücken 2013

Inhaltsverzeichnis

Vorwort 7

1. Einführung in das Thema 11

1.1. Lebensqualität aus medizinischer Sicht 11

    1.1.1. Begriffsannäherung 11

    1.1.2. Konzept, Theorie und Definition 12

    1.1.3. Methoden und Verfahren zur Bestimmung 14

        1.1.3.1. Qualitative Verfahren 14

        1.1.3.2. Quantitative Verfahren 15

    1.1.4. Ziele, Anwendungsgebiete und Nutzen 19

        1.1.4.1. Lebensqualitätsforschung und Gesundheitsökonomie 20

        1.1.4.2. Lebensqualität bei onkologischen Erkrankungen 21

1.2. Einflussfaktoren auf die Lebensqualität 24

1.3. Krankheitsbild und Therapie der akuten myeloischen Leukämie 30

1.4. Lebensqualität bei akuter myeloischer Leukämie 34

2. Fragestellungen 41

3. Patientenauswahl und Methoden 44

3.1. Untersuchungsinstrumente 44

    3.1.1. Der EORTC QLQ-C30-Fragebogen 44

3.1.2. Der EuroQol EQ-5D-Fragebogen 47

3.1.3. Methode zur Sammlung und Zusammenfassung
der klinischen Befunde (*K-Score*) 49

3.1.4. Personenzentrierte Gespräche 52

3.2. Lebensqualitätserhebung im Rahmen des Therapieablaufes
(Studiendesign) 53

3.3. Beziehungen zwischen den erhobenen Lebensqualitätsparametern 56

3.4. Untersuchung biologischer und verlaufsbeschreibender Einflussfaktoren 56

3.5. Untersuchung des Einflusses der klinischen Befunde (*K-Score*)
auf die Lebensqualität 58

3.6. Allgemeines zur statistischen Auswertung 59

4. Ergebnisse 61

4.1. Betrachtung des Patientenkollektivs und des Datenmaterials 61

4.1.1. Beschreibung der Stichprobe 61

4.1.2. Soziodemographische Daten und Genese der Leukämie 62

4.1.3. Verteilung der Patienten bezüglich der Therapieform 63

4.2. Ranglisten des *K-Score* für die Zeitpunkte T1 bis T4 63

4.3. Veränderungen der Parameter im Verlauf 70

4.3.1. Verlauf der Lebensqualitätsskalen 70

4.3.2. Verlauf des *K-Score* 75

4.4. Untersuchung der erhobenen Lebensqualitätsparameter 76

4.4.1. Beziehungen zwischen den drei Globalmaßen 76

4.4.2. Haupteinflussfaktoren innerhalb der Fragebogen-Instrumente 77

4.5. Untersuchung biologischer und verlaufsbeschreibender Einflussfaktoren 79

    4.5.1. Einfluss des Geschlechts 79

    4.5.2. Einfluss des Alters 83

    4.5.3. Einfluss der Leukämiegenese 86

    4.5.4. Einfluss bei Auftreten von Blasten 89

    4.5.5. Einfluss der Krankenhausliegezeit 92

4.6. Einfluss der ermittelten klinischen Befunde auf die Lebensqualität 94

    4.6.1. Einfluss bei Vorliegen einer Lungenmykose 94

    4.6.2. Einfluss des *K-Score* 96

4.7. Aus qualitativen Daten ermittelte Einflussfaktoren 101

    4.7.1. Individuelle Einflussfaktoren bei fünf Patienten 101

    4.7.2. Situationsbedingte und psychoreaktive Belastungen von
            Leukämiekranken 103

4.8. Zusammenfassung der Ergebnisse 108

5. Diskussion 112

5.1. Im Vordergrund stehende Befunde während des stationären Aufenthaltes ... 113

5.2. Lebensqualitätsveränderungen im Verlauf 116

5.3. Beziehungen zwischen den erhobenen Lebensqualitätsparametern 120

5.4. Biologische und verlaufsbeschreibende Einflussfaktoren auf die
      Lebensqualität 122

5.5. Zusammenhang der ermittelten Befunde mit der Lebensqualität 126

5.5.1. Auswirkungen einer Lungenmykose auf die Lebensqualität............126

5.5.2. Zusammenhang des *K-Score* mit der Lebensqualität....................127

5.6. Ergänzung und Integration qualitativ erhobener Daten in die Lebensqualitätserhebung..130

5.6.1. Erklärung der Lebensqualitätsangaben aus der individuellen Patientensituation..130

5.6.2. Situationsbedingte und psychoreaktive Phänomene bei Leukämieerkrankten und ihr Zusammenhang zur Lebensqualität....................135

5.7. Kritische Stellungnahme zur Lebensqualitätsforschung....................141

6. Zusammenfassung..144

7. Literaturverzeichnis..147

8. Anhang...155

8.1. Der EORTC QLQ-C30..155

8.2. Der EuroQol EQ-5D..157

8.3. Behandlungsablauf nach dem AMLCG 2000-Protokoll..........................159

9. Danksagung..160

Verzeichnis der Diagramme

Diagramm 1-1	Erweitertes Lebensqualitätsmodell nach Grumann/Schlag...	28
Diagramm 3-1	Studiendesign mit Angabe der einzelnen Messzeitpunkte...	54
Diagramm 4-1	Prozentanteile der häufigsten Befunde an den Zeitpunkten T1 bis T4...	69
Diagramm 4-2	Mittelwerte der Funktionsskalen des QLQ-C30 im Verlauf...	70
Diagramm 4-3	Mittelwerte der Symptomenskalen des QLQ-C30 im Verlauf...	71
Diagramm 4-4	Mittelwerte der drei Globalmaße im Verlauf......................	72
Diagramm 4-5	Signifikante Lebensqualitätsunterschiede im Verlauf von T1 bis T5..	74
Diagramm 4-6	Signifikante Lebensqualitätsunterschiede im Verlauf von T1 bis T6..	75
Diagramm 4-7	Verlauf des *K-Score* von T1 bis T4.....................................	76
Diagramm 4-8	Einfluss des Patientengeschlechtes im Verlauf...................	80
Diagramm 4-9	Einfluss des Patientenalters im Verlauf...............................	84
Diagramm 4-10	Einfluss der Leukämiegenese im Verlauf.............................	87
Diagramm 4-11	Einfluss des Auftretens von Blasten.....................................	90
Diagramm 4-12	Zeitraum der einzelnen Therapiephasen in Tagen...............	93
Diagramm 4-13	*K-Score*-Unterschied zwischen Kurz- und Langliegern an T2...	94
Diagramm 4-14	Unterschied der Dauer der Konsolidierungstherapie zwischen Patienten mit und ohne Lungenmykose................	96
Diagramm 4-15	Unterschied des *Index-Wertes* zwischen Patienten mit vielen und Patienten mit wenigen Befunden an den Messzeitpunkten T2 und T3...................................	98
Diagramm 4-16	Veranschaulichung der Beziehung des *K-Score* und des *Index-Wertes*..	99

Verzeichnis der Tabellen

Tabelle 3-1	Konstruktion des EORTC QLQ-C30-Lebensqualitätsfragebogen	46
Tabelle 3-2	Schema zur Zusammenfassung der Befunde *[K-Score]*	50
Tabelle 4-1	Verteilung aller erhobenen Fragebögen auf die jeweiligen Messzeitpunkte	62
Tabelle 4-2	Verteilung der Patienten nach Alter, Geschlecht und Genese	62
Tabelle 4-3	Anzahl der ermittelten *K-Score*-Werte an den ersten vier Messzeitpunkten	63
Tabelle 4-4	*K-Score*-Ranglisten an T1	64
Tabelle 4-5	*K-Score*-Ranglisten an T2	65
Tabelle 4-6	*K-Score*-Ranglisten an T3	66
Tabelle 4-7	*K-Score*-Ranglisten an T4	68
Tabelle 4-8	Korrelationskoeffizienten zwischen den drei Globalmaßen	77
Tabelle 4-9	Ergebnisse der „generalized estimating equations method"	78
Tabelle 4-10	Fallzahlen der Geschlechtsverteilung in den Gruppen	79
Tabelle 4-11	Signifikante Unterschiede der Lebensqualitätsveränderungen im Verlauf von T1 nach T2 zwischen Frauen und Männern	82
Tabelle 4-12	Fallzahlen der Altersverteilung in den Gruppen	83
Tabelle 4-13	Fallzahlen der Verteilung bezüglich der Leukämiegenese in die Gruppen	86
Tabelle 4-14	Mediane der Lebensqualitätswerte und Signifikanzniveau der Gruppenunterschiede zwischen Patienten mit und ohne Lungenmykose	95
Tabelle 4-15	Korrelationen des *K-Score* mit *VAS-*, *Index-Wert* und *GLQ*	97
Tabelle 4-16	Ergebnisse der Modellberechnung	100

Vorwort

„Die ganzheitliche Sicht ist
jene befreiende und hoffnungsspendende Vision,
die die übersinnlichen Welten und ihre Gesetze
innerhalb des physischen Planes mit berücksichtigt."[1]

Das gegenwärtige Medizinsystem ist von naturwissenschaftlichen und intellektuell-technischen Anschauungen geprägt. Das hat ohne Zweifel zu sehr vielen Fortschritten im Erkennen und in der Therapie von Krankheiten geführt. Gleichzeitig erleben heutzutage viele Patienten eine einseitige Fixierung auf die körperliche Ebene und fühlen sich als Mensch nicht mehr ausreichend wahrgenommen. So gewinnt das Bedürfnis nach Ganzheitlichkeit in der Medizin an Bedeutung. Doch was bedeutet Ganzheitlichkeit in diesem Zusammenhang eigentlich?

Sie besagt, dass der Mensch in seiner Ganzheit zu betrachten ist. Gleichzeitig ist bekannt, dass sich ein Ganzes aus verschiedenen Einzelteilen zusammensetzt. Wie können diese Teile des Menschen benannt werden? Zieht man zur Beantwortung dieser Frage ein philosophisch weit gefasstes Menschenbild heran, wie es zum Beispiel durch den zeitgenössischen Autor Heinz Grill oder in den Schriften von Dr. Rudolf Steiner detailreich dargelegt ist, so wird deutlich, dass eine Gliederung der menschlichen Natur in verschiedene Wesensteile begrifflich konkret möglich und für die Betrachtung des Menschen sehr hilfreich ist. Da ist zunächst der sicht- und messbare physische Körper. Des Weiteren besitzt der Mensch eine Seele und trägt eine geistige Substanz in sich. Seele und Geist sind den Sinnen nicht direkt zugänglich. Ihre Äußerungen und Wirkungen am Menschen können aber anhand seiner Beziehungsfähigkeit zur Außenwelt wahrgenommen werden. Durch die

---

[1] Grill, H.: Die Entwicklung eines schöpferischen Denkens und Empfindens am Beispiel der Anatomie und Physiologie des Körpers, 1997, Verlag für Schriften von Heinz Grill, Soyen, 9

Seele verfügt ein Individuum über ein Bewusstsein mit den Kräften des Denkens, Fühlens und Wollens, das ihm eine Verbindung zu anderen Menschen, zur Natur und zur materiellen und geistigen Welt ermöglicht. Der Geist wiederum bedient sich nun dieser Bewusstseinskräfte und äußert sich in der Freiheit des Menschen zu einem reinen, erkenntnisschaffenden und schöpferischen Tätigsein.

Durch die Gliederung in drei Ebenen erfährt das zunächst kompakt, dicht und undurchdringlich erscheinende Ganze eine lichtende Differenzierung und wird für den Betrachter strukturierter wahrnehmbar und somit besser zugänglich. In der Folge kann eine vielschichtige Anschauung aufgebaut werden, die ein tieferes Verständnis für das Ganze gibt. Der Wert der Differenzierung in verschiedene Ebenen ist in der Medizin bereits bekannt, beispielsweise bei den psycho-somatischen Krankheitsbildern. Hierbei kommt die Störung zwar im Physischen zum Ausdruck, ursächlich ist sie jedoch im Seelischen zu suchen. Durch das Wissen um diese Tatsache, durch die klare Unterscheidung dieser zwei Ebenen, ist es dem Arzt erst möglich, auf der richtigen Ebene seine Therapie anzusetzen.

Die vorgestellte Idee einer Differenzierung erachte ich auch für die Lebensqualität eines Menschen, welche im vorliegenden Buch einer detaillierten Untersuchung unterzogen werden soll, als sehr bedeutungsvoll. Der Begriff Lebensqualität erscheint im allgemeinen Sprachgebrauch wie ein Konglomerat mannigfaltiger Wünsche mit subjektiven und gesellschaftlichen Prägungen. Erfährt der Begriff keine Aufschlüsselung und Differenzierung bleibt er schwammig und oberfläch-lich. Einschätzungen der Lebensqualität in hohe oder niedrige Werte sind infolge ihrer Pauschalität in der Aussagekraft begrenzt. Erst differenzierte Wahrnehmungs- und Betrachtungsansätze ermöglichen konkrete, anschauliche und wirklichkeits-nahe Beschreibungen über die Verhältnisse der Lebensqualität. Hieraus können lebendige Erkenntnisse im Sinne von gezielten Hilfestellungen für die Patienten entwickelt werden.

In dieser Arbeit wurde daher der Versuch unternommen, alle drei Wesensbereiche des Menschen zu berücksichtigen, diese durch Befragungen der Patienten mit Inhalten zu füllen und ihren Einfluss auf die Lebensqualität zu untersuchen. Dabei wurden zur Beschreibung der körperlichen Ebene die Symptome und Befunde gesammelt. Die seelische Ebene fand mit der Darstellung des Erlebens der Patienten, ihrer Gedanken und Empfindungen, ihrer Höhen und Tiefen in der Krankheitssituation Beachtung. Schließlich sollte durch das Kennenlernen der individuellen Persönlichkeit des Patienten mit seinem lebensgeschichtlichen Hintergrund und seinen persönlichen Einstellungen ein erster, feiner Eindruck der geistigen Dimension im Menschen gewonnen werden.

Das differenzierte Wahrnehmen des Patienten und das bewusste Miteinbeziehen der drei menschlichen Seinsbereiche mit ihren eigenen Gesetzmäßigkeiten stellt in meinen Augen eine große Bereicherung für eine vertrauensvolle und heilkräftige Arzt-Patienten-Beziehung dar. Die erweiterte Wahrnehmungsfähigkeit des hierzu gewillten Therapeuten kann schließlich eine ganzheitliche Sicht in der Medizin erbauen. Mein Anliegen ist, dass dies in der Zukunft mehr gelingt. Dem Leser wünsche ich eine interessierte Auseinandersetzung mit der sich anschließenden Dissertation, in der dieser Gedanke der erweiterten und differenzierten Herangehensweise an ein Thema zum Ausdruck kommen soll.

Berlin im Juni 2013

1. Einführung in das Thema

1.1. Lebensqualität aus medizinischer Sicht
1.1.1. Begriffsannäherung

Eine Vielzahl unterschiedlicher wissenschaftlicher Disziplinen beschäftigt sich mit dem Terminus Lebensqualität. Während Lebensqualität im sozialwissenschaftlichen Kontext überwiegend mit den herrschenden Lebensbedingungen, den sozioökonomischen Ressourcen und der Gesundheitsversorgung der Bevölkerung eines Staates in Zusammenhang gebracht wird, stehen im medizinischen Kontext Aspekte im Vordergrund, welche die Gesundheit eines einzelnen Menschen betreffen. Der Begriff „Gesundheit" wurde von der Weltgesundheitsorganisation (WHO) im Jahre 1947 folgendermaßen definiert:

„Health is a state of complete physical, mental and social well-being and not merely the absence of disease or infirmity."[2]

Die Erweiterung des Begriffes Gesundheit führte in der wissenschaftlichen Auseinandersetzung zu neuen Modellvorstellungen. Als Beispiel sei das bio-psycho-soziale Modell von ENGEL erwähnt, in das neben biologischen auch psycho-soziale Aspekte einer Krankheit einfließen[3]. KOCH weist in diesem Zusammenhang auf einen Paradigmenwechsel in der Bewertung medizinischer Behandlungsverfahren hin[4]. So sind nach den Vorstellungen dieses Autors nicht nur klinische Symptome, Laborwerte und Überlebenszeiten von Interesse, sondern auch die psychische und soziale Dimension des erkrankten Menschen sowie sein individuelles Erleben. Zur Bezeichnung für diese erweiterte, subjektive Wahrnehmung von Gesundheit oder Krankheit, wurde der Terminus

---

[2] World Health Organisation, Chronicle of the WHO, 1, 1947, 29.
[3] Engel, G.L.: The need for a new medical model: A challenge for biomedicine. Sience, 196, 1977, 129-136.
[4] Koch, U.: Geleitwort. in: Ravens-Sieberer, U., Cieza, A. (Hrsg.): Lebensqualität und Gesundheitsökonomie in der Medizin: Konzepte, Methoden, Anwendung. 2000, ecomed, Landsberg, 9-10.

„gesundheitsbezogene Lebensqualität" eingeführt.[5] Mit Hilfe des Begriffes wird heute versucht, Aspekte des persönlichen Befindens, des Erlebens, des Verhaltens und der Funktionsfähigkeit von erkrankten Menschen näher kennen zu lernen und zu beschreiben.

Der Begriff „Lebensqualität" („quality of life") stammt ursprünglich aus dem angloamerikanischen Raum. Mitte der 70er Jahre wurde er erstmals in der medizinischen Forschung aufgegriffen[6]. Aufgrund der verschiedenen Auffassungen und Konzeptbildungen verlief die Rezeption des Terminus im deutschsprachigen Raum nur zögerlich. Erst Mitte der 80er Jahre begann in Deutschland eine intensivere Auseinandersetzung mit dem Thema Lebensqualität[7].

In der Lebensqualitätsforschung lassen sich drei Problemschwerpunkte erkennen:
- das Finden eines wissenschaftlichen Konsenses bezüglich der Begriffsdefinition
- die Operationalisierbarkeit mit Hilfe verschiedener Erhebungsmethoden
- der Nutzen und die Konsequenzen aus den Ergebnissen

1.1.2. Konzept, Theorie und Definition

Da die Lebensqualität eines Menschen weder direkt beobachtbar noch messbar ist, wird sie in der psychologischen Terminologie als ein Konstrukt, d.h. als ein Gegenstand individueller Erfahrung behandelt[8]. Als Gegenstand wissenschaftlicher Forschung bedarf der Begriff „Lebensqualität" einer Definition. Modell-

---

[5] Bullinger, M.: Gesundheitsbezogene Lebensqualität und subjektive Gesundheit. Psychotherapie · Psychosomatik · Medizinische Psychologie, 47, 1997, 76-91.
[6] Wood-Dauphinee, S.: Assessing quality of life in clinical research: From where have we come and where are we going? Journal of Clinical Epidemiology, 42 (4), 1999, 355-363.
[7] Bullinger, M.: Lebensqualität: Ein neues Thema in der Medizin? Zentralblatt für Gynäkologie, 124, 2002, 153-156.
[8] Bullinger, M., Schmidt, S.: Methoden zur Lebensqualitätsbewertung in der Onkologie. in: Schmoll, H.J., Höffken, K., Possinger, K. (Hrsg.): Kompendium Internistische Onkologie, Band 1, 2006, Springer, Heidelberg, 2505-2516.

vorstellungen hierzu liegen in großer Zahl vor[9]. Konsens ist, dass die Lebensqualität das individuelle Befinden des Patienten wesentlich breiter und umfassender definieren soll als dies sein physischer Gesundheitszustand zulässt. Allgemein wird daher von einem mehrdimensionalen Konzept ausgegangen, das Lebensqualität als ein aus verschiedenen Aspekten zusammengesetztes Gefüge versteht. Folgende vier Bereiche des menschlichen Erlebens sollen in die Beurteilung der Lebensqualität eingehen[10]:

- die körperliche Verfassung
- das psychische Befinden
- die sozialen Beziehungen
- die Funktionsfähigkeit und Leistungsfähigkeit im Alltag

Ein weiterer Bereich, der bei der Erhebung der Lebensqualität eine Rolle spielen kann, sind die Lebensbedingungen, insbesondere der materiell-ökonomische Status des Betroffenen. Daneben sind Aspekte des eigenen Körperbildes, welches z. B. nach Operationen verändert sein kann, spirituelle Aspekte und die Lebenseinstellung des Patienten erwähnenswert[11].

Im Sinne einer operationalen Definition lässt sich die „gesundheitsbezogene Lebensqualität" als ein multidimensionales Konstrukt beschreiben, das physische, mentale, emotionale, soziale und funktionale Dimensionen des individuellen Erlebens aus der Sicht des Patienten oder des Beobachters mit Hilfe von hierfür entwickelten Messverfahren wiedergibt.

---

[9] Bullinger, M.: Gesundheitsbezogene Lebensqualität und subjektive Gesundheit. Psychotherapie · Psychosomatik · Medizinische Psychologie, 47, 1997, 76-91.
[10] Wood-Dauphinee, S.: Assessing quality of life in clinical research: From where have we come and where are we going? Journal of Clinical Epidemiology, 42 (4), 1999, 355-363.
[11] Flechtner, H.: Lebensqualität in onkologischen Studien. Onkologie, 24(5), 2001, 22-27.

1.1.3. Methoden und Verfahren zur Bestimmung
1.1.3.1. Qualitative Verfahren

Interview-Verfahren versuchen, qualitative Lebensqualitätsangaben zu erheben. Die Gespräche können eine offene oder mehr oder weniger strukturierte Form besitzen. Es wird dem Patienten die Möglichkeit eingeräumt, seine Situation und seine Befindlichkeit mit all seinen individuellen Prioritäten auszudrücken. Dieses Verfahren wird vor allem von Psychologen in explorativen Studien mit kleineren Patientenzahlen eingesetzt. Es eignet sich insbesondere zur Klärung von Fragen bezüglich der Krankheitsverarbeitung und deren Einfluss auf die Lebensqualität[12]. Obwohl für Phänomene der Krankheitsverarbeitung spezifische Erhebungsinstrumente mit Fragebogencharakter existieren, bleibt festzuhalten, dass es bislang keine allgemein anerkannte Methode für ihre Erfassung gibt[13]. Als methodische Alternative und Ergänzung zur Erforschung psychoonkologischer Fragestellungen hat sich in den letzten beiden Jahrzehnten der interdisziplinär orientierte „narrative Ansatz" entwickelt[14]. Der Patient berichtet in sogenannten „in-depth-interviews" über seine Krankheitserfahrungen, Bedürfnisse und Bewältigungsprozesse[15]. Ihm wird dadurch die Möglichkeit gegeben, seine individuelle Erlebnisweise und psychologische Situation im Kontext der eigenen Lebensgeschichte besser darzustellen. Der Vorteil dieser Methoden liegt darin, dass Aspekte und Einflussfaktoren der Lebensqualität, die mit Fragebögen bislang nicht erfassbar sind, zugänglich gemacht werden können. Durch qualitative Ansätze erhält man Details, Hintergründe, Zusammenhänge und Ursachen zum untersuchten Thema. Diese können interpretativ ausgewertet werden und somit zu

---

[12] Grulke, N. et al.: Coping and survival in patients with leukemia undergoing allogenic bone marrow trans-plantation – long-term follow-up of a prospective study. Journal of Psychosomatic Research, 59, 2005, 337-346.
[13] Tschuschke, V.: Psychoonkologie. 2002, Schattauer, Stuttgart, 18.
[14] Haag, G., Muthny, F.A. et al.: Chronische Erkrankungen, psychische Belastungen und Krankheitsbewältigung. Psychotherapie · Psychosomatik · Medizinische Psychologie, 53, 2003, 83-93.
[15] Friis, L.S. et al.: The patient's perspective - A qualitative study of acute myeloid leukaemia patients'need for information and their information-seeking behaviour. Support Care Cancer, 11, 2003, 162-170.

einem besseren Verständnis der Umstände führen[16]. Daneben dienen sie zur Generierung von Hypothesen. Die gewonnenen Daten sind aufgrund ihres individuellen und deskriptiven Charakters allerdings nur eingeschränkt mit Daten anderer Patienten vergleichbar. Sie eignen sich v. a. für Darstellungen besonderer Patientenverhältnisse und individueller Patientenkasuistiken, was in einem Konsensuspapier für Lebensqualitätsstudien empfohlen wird[17]. Im Sinne eines multimodalen Untersuchungsansatzes wird eine Kombination von qualitativen und quantitativen Daten gefordert[18].

1.1.3.2. Quantitative Verfahren

Quantitative Daten werden mit Hilfe von standardisierten Fragebögen ermittelt, die den empirischen Sachverhalt der Lebensqualität in numerischen Relationen abbilden. Bislang ist eine große Zahl von Messinstrumenten mit Fragebogencharakter entwickelt worden. Die zugrundeliegenden Verfahrensansätze der Messinstrumente unterscheiden sich in folgenden Punkten:
- Detailliertheit bzw. Zusammenfassbarkeit der einzelnen Komponenten:
  Erhält man als Zielgröße für die Lebensqualität eine einzige Maßzahl, so spricht man von einem Index- bzw. Global-Instrument. Es gibt entweder eine einzige Skala oder der Index wird durch Aggregieren verschiedener Teilbereiche der Lebensqualität gewonnen. Diese zusammenfassenden Lebensqualitätsparameter bzw. Globalmaße fließen zumeist in ökonomischen Kosten-Nutzen-Analysen von Behandlungen ein.
  In einem Profilinstrument werden hingegen die inhaltlich verschiedenen Teilaspekte der Lebensqualität belassen, was einen differenzierteren und

---

[16] Bortz J., Döring N.: Forschungsmethoden und Evaluation. 2006, Springer Verlag, Heidelberg, 295-350.
[17] Konsensuspapier zur Durchführung von Lebensqualitätserhebungen in onkologischen Therapiestudien. in: Schwarz, R. (Hrsg.): Lebensqualität in der Onkologie, 1991, Zuckschwerdt, München, 145-148.
[18] Keller, M. et al.: Psycho-Oncology in a united Europe – changes and challenges. Critical Reviews in Oncology/Hematology, 45, 2003, 109-117.

umfangreicheren Einblick auf die Auswirkungen von Erkrankung und Therapie ermöglicht. Sie werden insbesondere dann eingesetzt, wenn Unterschiede zwischen alternativen Behandlungsstrategien genauer beschrieben werden sollen. Die Erfassung der Lebensqualität mit einem Profilinstrument wird von zahlreichen Experten favorisiert[19].

- Person, die die Bewertung vornimmt:
  Wird das Befinden des Patienten von einem Außenstehenden, z. B. dem Arzt, eingeschätzt, spricht man von einer Fremdbeurteilung der Lebensqualität. Als bekanntestes Beispiel hierfür ist der schon 1948 entwickelte und auch heute noch gebräuchliche Karfnosky-Index zu erwähnen, der eine globale Funktionseinschätzung des Patienten liefert. Es hat sich gezeigt, dass die ärztliche Fremdeinschätzung und die vom Patienten vorgenommene Selbsteinschätzung in ihren Ergebnissen zum Teil stark divergieren können[20,21]. In den letzten Jahren war es daher übereinstimmend das Ziel der meisten international tätigen Forschergruppen, die Erhebung der Lebensqualität durch das Selbsturteil des Patienten in das Zentrum der Bemühungen zu stellen[22].

- Spezifität, mit der die Fragen auf die Patientensituation zugeschnitten sind:
  Krankheitsspezifische Verfahren gehen detaillierter und gezielter auf die entsprechende Erkrankungs- und Therapiesituation des Patienten ein. Es gibt für eine Vielzahl verschiedener Fachbereiche spezifische Fragebögen. Oft erhalten sie noch ein zusätzliches Modul, das speziell für ein Krankheitsbild

---

[19] Bullinger, M., Schmidt, S.: Methoden zur Lebensqualitätsbewertung in der Onkologie. in: Schmoll, H.J., Höffken, K., Possinger, K. (Hrsg.): Kompendium Internistische Onkologie, Band 1, 2006, Springer, Heidelberg, 2505-2516.
[20] Velikova, G. et al.: Self-reported quality of life of individual cancer patients: Concordance of results with disease course and medical records. Journal of Clinical Oncology, 19(7), 2001, 2064-2073.
[21] Zieren, C.A. et al.: Lebensqualitätserfassung nach Resektion colorectaler Carcinome. Der Chirurg, 67, 1996, 703-709.
[22] Flechtner, H.: Lebensqualität in onkologischen Studien. Onkologie, 24(5), 2001, 22-27.

zugeschnitten ist, z. B. für Lungen- oder Brustkrebs. Krankheitsspezifische Instrumente eignen sich für ausführliche Therapieevaluationen in Längsschnittstudien und zum Vergleich von Therapiealternativen. Krankheitsübergreifende oder sogenannte generische Ansätze versuchen Lebensqualität mit Hilfe von übergeordneten, unspezifischen und meist nur wenige Aspekte betreffende Fragestellungen zu ermitteln. Diese mehr allgemeinen Informationen können für Vergleiche von verschiedenen Patientengruppen herangezogen werden.

Beide Vorgehensweisen haben je nach Fragestellung einer Studie ihre Berechtigung. Manche Autoren empfehlen beide Ansätze parallel zu verwenden[23].

Alle Messverfahren müssen den drei klassischen psychometrischen Gütekriterien entsprechen. Hierzu gehört die Reliabilität, welche die Zuverlässigkeit eines Messinstruments bestimmt. Weiterhin die Validität, welche Auskunft über die Gültigkeit für das zu erfassende Phänomen gibt. Und schließlich die Sensitivität für Veränderungen im Verlauf oder für Unterschiede beim Vergleich von Gruppen. Quantitative Methoden sind bei der Verwendung von validierten Fragebögen ein zeit- und kostengünstiges Verfahren und erlauben die Gewinnung vergleichbarer Informationen über große Patientengruppen. Sie können mit statistischen Methoden ausgewertet werden und eignen sich zur Testung von Hypothesen. Der Nachteil von Fragebögen mit geschlossener Fragestellung ist ein starker Verlust von Informationen.

In der vorliegenden Arbeit wurden der EORTC QLQ-C30 und der EuroQol EQ-5D als quantitative Fragebogen-Instrumente eingesetzt. Sie werden im Methodenteil näher vorgestellt (siehe Kapitel 3.1.). Ein Problem innerhalb der Lebensqualitätsforschung ist die Vergleichbarkeit der Ergebnisse unterschiedlicher

---

[23] Muthny, F.A.: Möglichkeiten und Grenzen der Messbarkeit der Lebensqualität (LQ). in: Schwarz, R. (Hrsg.): Lebensqualität in der Onkologie II, 1995, Zuckschwerdt, München, 51-70.

Erhebungsinstrumente. KÜNSTNER et al. gingen der Frage nach, inwieweit ähnlich genannte Skalen dreier Lebensqualitätsinstrumente (QLQ-C30, SF-36 und FLIC) auch wirklich ähnliche Aspekte der Lebensqualität abbilden[24]. Die Arbeitsgruppe untersuchte an der Berliner Charité 234 Patienten zu zwei Zeitpunkten. Die drei Messinstrumente korrelierten in fünf von sieben ähnlich genannten Skalen statistisch signifikant. Bei der sozialen Dimension der Lebensqualität und den Globalmaßen zeigte sich kein statistisch signifikanter Zusammenhang.

ESSINK-BOT et al. verglichen zwei palliative Therapiealternativen (Stentimplantion versus Brachytherapie) bei Patienten mit Ösophaguskarzinom bezüglich ihrer Überlebenszeit und Lebensqualität[25]. Als Messinstrumente kamen der QLQ-C30 und der EQ-5D zur Anwendung. Die mediane Überlebenszeit der Erkrankten zeigte einen leichten, jedoch nicht statistisch signifikanten Vorteil für die Brachytherapie. Bei vier der fünf funktionalen Skalen des QLQ-C30 konnten statistisch signifikante Unterschiede zu Gunsten der Brachytherapie festgestellt werden. In den Skalen der physischen Funktionsfähigkeit und des Globalmaßes des QLQ-C30 unterschieden sich die Lebensqualitätsangaben in beiden Therapiearmen nicht. Die Daten des EQ-5D zeigten ebenfalls keine statistisch signifikanten Differenzen zwischen den Gruppen Stent vs. Brachytherapie. Die Autoren folgerten daraus, dass die Sensitivität des EQ-5D geringer ist.

Ebenfalls mit dem EQ-5D und dem QLQ-C30 untersuchten KRABBE et al. 75 Patienten mit Lebermetastasen kolorektaler Karzinome an vier aufeinanderfolgenden Zeitpunkten[26]. Die Patienten wurden anhand der durchgeführten therapeutischen Intervention in drei Gruppen aufgeteilt. Die Ergebnisse der Globalmaße beider Messinstrumente zeigten vergleichbare Unterschiede zwischen den drei Gruppen, was ihre Validität und Reliabilität unterstreicht. Bezüglich der

---

[24] Künstner, S. et al.: The comparability of quality of life scores: a multitrait multimethod analysis of the EORTC QLQ-C30, SF-36 and FLIC questionnaires. European Journal of Cancer, 38, 2002, 339-348.
[25] Essink-Bot, M.L. et al.: Quality of life after palliative treatment for oesophageal carcinoma – a prospective com-parison between stent placement and single dose brachytherapy. European Journal of Cancer, 40, 2004, 1862-1871.
[26] Krabbe, P. et al.: Responsiveness of the generic EQ-5D summary measure compared to the disease-specific EORTC QLQ-C30. Quality of Life Research, 13, 2004, 1247-1253.

Sensibilität bzw. Responsivität erzielten ebenfalls beide Instrumente vergleichbare Ergebnisse. Die Globalmaße der Lebensqualitätsmessung zeigten ähnliche Verlaufsmuster, verhielten sich somit in ihrem Verlauf synchron.

1.1.4. Ziele, Anwendungsgebiete und Nutzen

Die Erhebung der gesundheitsbezogenen Lebensqualität umfasst folgende Anwendungsbereiche:
- klinische Studien zur Beschreibung, Dokumentation und Bewertung von Therapiemaßnahmen (Lebensqualität als Zielkriterium)
- psychologische Untersuchungen zur Beleuchtung von seelischen Verarbeitungsprozessen während Erkrankung und Therapie
- in der epidemiologischen Forschung:
  o zum Vergleich der Folgen verschiedener Krankheitsbilder
  o für die Beschreibung der Lebensqualität bestimmter Patientengruppen oder Populationen innerhalb der Gesamtbevölkerung, um hieraus Informationen für gesundheitspolitische Planungen abzuleiten
- zur Bearbeitung von gesundheitsökonomischen Fragestellungen
- für die Prüfung der Güte der medizinischen Versorgung (Qualitätssicherung)
- zur Klärung der Frage individueller Therapieentscheidungen

1.1.4.1. Lebensqualitätsforschung und Gesundheitsökonomie

Ökonomische Evaluationen von Gesundheitsleistungen gewinnen in Deutschland immer mehr an Bedeutung[27]. In die Gegenüberstellung von Kosten und Nutzen einer Therapieform wurden früher alleine epidemiologische, objektive Kriterien, wie z. B. die 5-Jahres-Überlebenszeit einbezogen. Diese traditionellen Ansätze der ökonomischen Therapieevaluation vernachlässigen jedoch besonders bei unheilbaren chronischen Krankheiten die mit therapeutischen Interventionen erreichte Lebensqualität. Durch medizinische Maßnahmen können bei diesen Erkrankungen häufig weder die Arbeitsfähigkeit wiederhergestellt noch die Lebenszeit nachhaltig beeinflusst werden. Allerdings existieren kostenintensive Verfahren, mit denen das Wohlbefinden dieser Patienten spürbar verbessert werden kann. Durch Befragung soll der positive Effekt auf das subjektive Befinden evaluiert werden. Mit der Entwicklung von generischen Lebensqualitätsinstrumenten wurde eine Möglichkeit geschaffen, den vom Patienten selbst eingeschätzten Nutzen einer therapeutischen Maßnahme in ökonomische Analysen mit zu berücksichtigen. Dies geschieht u. a. mit Hilfe der Berechnung von „qualitätskorrigierten Lebensjahren", sogenannten QALYs („quality adjusted life years") im Rahmen von Kosten-Nutzwert-Analysen[28]. Bei diesem Ansatz können die angefallenen Kosten direkt dem Nutzwert einer Therapie, ausgedrückt in den gewonnenen QALYs gegenübergestellt werden. In das QALY fließt sowohl der „quantitative" als auch der „qualitative" Aspekt des Lebens des Patienten ein. Die Restlebenszeit wird mit dem gemessenen Lebensqualitäts-Indexwert gewichtet, womit der Nutzen ebenfalls wie die Kosten eine einzige Größe darstellt. Auf diese Weise können Aussagen über den monetären Mittelaufwand einer Therapie-

---

[27] Ravens-Sieberer, U., Cieza, A.: Lebensqualitätsforschung in Deutschland – Forschungsstand, Methoden, Anwendungsbeispiele und Implikationen. in: Ravens-Sieberer, U., Cieza, A. (Hrsg.): Lebensqualität und Gesundheitsökonomie in der Medizin: Konzepte, Methoden, Anwendung. 2000, ecomed, Landsberg, 25-49.
[28] Böhmer, S., Kohlmann, T: Verfahren zur Bewertung von Gesundheitszuständen und Lebensqualität. in: Ravens-Sieberer, U., Cieza, A. (Hrsg.): Lebensqualität und Gesundheitsökonomie in der Medizin: Konzepte, Methoden, Anwendung. 2000, ecomed, Landsberg, 53-72.

maßnahme für ein zusätzliches „qualitätskorrigiertes Lebensjahr" getroffen und die errechneten Kosten aller möglichen Behandlungsmaßnahmen für die verschiedenen Krankheitsbilder miteinander verglichen werden. Bei vorgegebenem Budget kann dann mittels des Kriteriums „Kosten pro gewonnenes QALY" über die Ressourcenallokation nach dem Grundsatz der Maximierung des Gesamtnutzens entschieden werden[29].

Die beschriebene Methode der Nutzwert-Bestimmung durch QALYs hat zwar in den letzten Jahren eine rasche Entwicklung vollzogen, ist jedoch umstritten[30]. Zum einen besitzt dieses Konzept nur modellhaften Charakter. Zum anderen wird die Anwendung in den verschiedenen Studien sehr unterschiedlich gehandhabt, was einen Vergleich der veröffentlichten Ergebnisse erschwert. HOLLE hält die Anwendung des Konzeptes für gesundheitspolitische Entscheidungen für trügerisch[31]. Er kritisiert, Objektivität und Genauigkeit würden vorgetäuscht und die methodischen Unsicherheiten übersehen werden.

1.1.4.2. Lebensqualität bei onkologischen Erkrankungen

Fortschritte in der onkologischen Medizin spiegeln sich nicht nur in der Zunahme von Überlebenszeiten, Remissionszeiten und -raten sowie der Abnahme von therapiebedingten Nebenwirkungen wider, sondern auch in der Qualität des Überlebens. Daher wird zunehmend versucht, das Befinden und die Situation des Krebspatienten stärker zu berücksichtigen und diese mit Hilfe von Lebensqualitätserhebungen zu veranschaulichen. Die Onkologie war eine der ersten medizinischen

---

[29] Schöffski, O., Rose, K.: Das QALY-Konzept, Wirtschaftswissenschaftliches Studium, Heft 1, 1994, 31-34.
[30] Schulenburg, M. von der, Greiner, W.: Gesundheitsökonomik, 2000, Mohr Siebeck, Tübingen, 263.
[31] Holle, R.: Möglichkeiten und Grenzen des QALY-Konzeptes in der onkologischen Therapieforschung. in: Schwarz, R. (Hrsg.): Lebensqualität in der Onkologie II, 1995, Zuckschwerdt, München, 102-111.

Disziplinen, die sich zum Thema Lebensqualität geäußert hat und stellt auch heute noch ein Hauptgebiet innerhalb der Lebensqualitätsforschung dar[32].

Klinische Studien zielen darauf ab, die aktuelle Verfassung von Krebspatienten zu beschreiben und verschiedene Behandlungsstrategien hinsichtlich der Lebensqualität zu bewerten, um dadurch zwischen Therapiealternativen entscheiden zu können. Weiterhin wird mit Lebensqualitätserhebungen versucht, Patienten mit stark eingeschränkter psychischer Befindlichkeit zu identifizieren, um diese durch psychotherapeutisch orientierte Hilfestellungen unterstützen zu können[33]. Lebensqualitätsparameter werden nicht als Alternative, sondern als Ergänzung zu den klinisch relevanten Zielkriterien einer Therapiestudie untersucht. Zusätzlich ist von Interesse, inwieweit zwischen beiden Bewertungskriterien ein Zusammenhang existiert, z. B. ob die Prognose oder ein Rezidiv Auswirkungen auf die Einschätzung der Lebensqualität zeigen.

Psychoonkologische Studien befassen sich vorwiegend mit Aspekten der Krankheitsverarbeitung und dem Einfluss dieser und psychotherapeutischer Maßnahmen auf die Lebensqualität. HOLLAND begründete das Fachgebiet der Psychoonkologie im Jahr 1984. Sie führte zur Beschreibung der individuellen Belastungen von Krebspatienten den Begriff „psycho-sozialer Distress" ein[34]. Distress beschreibt hier normale Reaktionen auf die Diagnose Krebs, charakterisiert durch Traurigkeit, Sorge, Angst und Hilflosigkeit. Diese physiologischen Reaktionen können sich zu Depressionen, Angststörungen und Panikattacken steigern. Während der onkologischen Therapie können Gefühlsschwankungen, Reizbarkeit, Müdigkeit, Schmerzen, Übelkeit, Appetitlosigkeit, Konzentrations- und Schlafstörungen hinzukommen oder verstärkt auftreten.

---

[32] Bullinger, M.: Gesundheitsbezogene Lebensqualität und subjektive Gesundheit. Psychotherapie · Psychosomatik · Medizinische Psychologie, 47, 1997, 76-91.
[33] Küchler, T., Bullinger, M.: Onkologie. in: Ravens-Sieberer, U., Cieza, A. (Hrsg.): Lebensqualität und Gesundheitsökonomie in der Medizin: Konzepte, Methoden, Anwendung. 2000, ecomed, Landsberg, 144-158.
[34] Heußner, P., Riedner, C.: Psycho-sozialer Distress als Begleitsymptom der Krebserkrankung. Deutsche Medizinische Wochenschrift, 130, 2005, 2155-2157.

Der Patient reagiert auf Belastungen im Zuge seiner Krankheit mit Verarbeitungs-bemühungen, die in den theoretischen Konzepten mit den Termini Coping und Abwehr bezeichnet werden:

- Aus der Stressforschung ist die transaktionale Theorie der Krankheitsverarbeitung von LAZARUS und FOLKMAN (1984) bekannt[35]. Sie besitzt nach wie vor Aktualität und ist mehrfach überarbeitet und erweitert worden[36]. Nach dieser Theorie werden die Bewältigungs- und Verarbeitungsbemühungen „Coping" genannt. Man versteht darunter bewusst ablaufende Vorgänge im Patienten, die darauf abzielen, die Belastungen der Krankheit zu reduzieren, auszugleichen und zu verarbeiten[37]. Diese Prozesse laufen auf emotionaler (z. B. Resignation, Wut und Schuldzuweisungen, passive Kooperation), kognitiver (z. B. Haltung bewahren, dissimulieren, Sinngebung) und handlungsbezogener Ebene (z. B. aktives Vermeiden, konstruktive Aktivität, Rückzug) ab.

- Aus der Psychoanalyse stammt der Begriff der „Abwehr". Darunter versteht man verschiedene Verarbeitungsprozesse infolge bedrohlich empfundener Belastungen, die unbewusst erfolgen und die Funktionsfähigkeit des Ichs erhalten sollen[38]. Als Beispiele seien Verleugnung, Verdrängung, Projektion, Rationalisierung und Regression genannt.

Da die Krankheitsverarbeitung ein prozessuales Geschehen ist, können im Verlauf unterschiedliche Verarbeitungsformen zur Anwendung kommen. Die vorbestehenden Persönlichkeitsmerkmale, die aktuelle Lebenssituation des Erkrankten sowie sein soziales Umfeld nehmen auf die Krankheitsverarbeitung entsprechend Einfluss[39].

---

[35] Lazarus, R.S., Folkman, S.: Stress, Appraisal and Coping. 1984, Springer, New York.
[36] Folkman, S., Greer, S.: Promoting psychological well-being in the face of serious illness: When theory, research and practice inform each other. Psycho-Oncology, 9, 2000, 11-19.
[37] Koch, U., Weis, J.: Krankheitsbewältigung bei Krebs. 1998, Schattauer, Stuttgart, 14ff.
[38] Tschuschke, V.: Psychoonkologie. 2002, Schattauer, Stuttgart, 18ff.
[39] Koch, U., Weis, J.: Krankheitsbewältigung bei Krebs. 1998, Schattauer, Stuttgart, 14ff.

1.2. Einflussfaktoren auf die Lebensqualität

In der Lebensqualitätsforschung ist es ein allgemein bekanntes Phänomen, dass zwischen dem objektiven Gesundheitsstatus und den subjektiven Äußerungen des Patienten zu seiner Lebensqualität nur ein geringer Zusammenhang besteht[40]. HERSCHBACH verglich die allgemeine Lebenszufriedenheit von über 10.000 Patienten mit verschiedenen Diagnosen aus 30 verschiedenen Studien miteinander und mit der deutschen Durchschnittsbevölkerung[41]. Es zeigte sich, dass viele Menschen mit funktionellen Erkrankungen ihre Lebensqualität zum Teil schlechter einschätzen als Magenkrebspatienten. Die besten Lebensqualitätswerte erzielten Krebspatienten in Rehabilitation oder Remission, wobei diese sogar höher lagen als die der Durchschnittsbevölkerung. Andere Autoren bestätigen, dass Krankheit und Behinderung nicht notwendigerweise mit einer niedrigeren Lebensqualität einhergehen[42]. Betrachtet man die Korrelationen zwischen objektivierbaren medizinischen Parametern und Lebensqualitätsangaben, so fallen diese eher niedrig aus, meist mit Koeffizienten $< 0,4$[43].

Die mangelnde Konvergenz zwischen klinischem Status und Lebensqualitätsbewertung veranlasste Wissenschaftler, die Beziehungen der beiden Parameter näher zu erforschen. WILSON und CLEARY entwickelten hierzu ein Modell mit sehr aufwendigen statistischen Methoden[44]. Eine andere Studiengruppe untersuchte mit Hilfe dieses Modells den Zusammenhang von physiologischen Faktoren, Symptomenstatus, Funktionsstatus, Krankheitswahrnehmung und dem subjektiven

---

[40] Danzer, G. et al.: On the theory of individual health. Journal of Medical Ethics, 28, 2002, 17-19.
[41] Herschbach, P.: Das "Zufriedenheitsparadox" in der Lebensqualitätsforschung. Psychotherapie · Psychosomatik · Medizinische Psychologie, 52, 2002, 141-150.
[42] Diener, E. et al.: Subjective well-being: Three decades of progress. Psychological Bulletin, 125, 1999, 276-302.
[43] Muthny, F.A.: Möglichkeiten und Grenzen der Messbarkeit der Lebensqualität (LQ). in: Schwarz, R. (Hrsg.): Lebensqualität in der Onkologie II, 1995, Zuckschwerdt, München, 51-70.
[44] Wilson, I.B., Cleary, P.D.: Linking clinical variables with health-related quality of life. Journal of the American Medical Association, 273, 1995, 970-975.

Wohlbefinden von Patienten mit Xerostomie[45]. Sie kamen zu dem Schluss, dass die Beziehungen zwischen klinischen und nicht-klinischen Variablen äußerst komplex sind und dass ein Verständnis für die Auswirkungen einer Erkrankung auf das Individuum nicht durch klinische Daten alleine erreicht werden kann. Die Autoren fordern, individuelle Faktoren und die Patientenumgebung mit einzubeziehen, um Lebensqualitätsdaten besser zu verstehen.

Inwieweit objektive Patientenvariablen wie Alter, Geschlecht, Familienstatus, Ausbildung, Erwerbstätigkeit oder Einkommen die Lebensqualität beeinflussen, wird in der Literatur zur Lebensqualitätsforschung kontrovers diskutiert. Epidemiologische Studien erfassen die gesundheitsbezogene Lebensqualität auf Bevölkerungsebene und schlüsseln ihre Verteilung nach soziodemographischen Merkmalen auf. Ein Beispiel hierfür ist der deutsche Bundesgesundheitssurvey von 1998, eine repräsentative Untersuchung zum Gesundheitszustand der deutschen Bevölkerung. Die Ergebnisse zeigten, dass Frauen ihre Lebensqualität geringer einschätzen als Männer und ältere Menschen niedrigere Werte angeben als jüngere[46]. Repräsentative Befragungen mit dem EuroQol-Instrument in Deutschland[47] und den USA[48] stellten ebenfalls die Altersabhängigkeit der Lebensqualität heraus, bezüglich des Geschlechtes konnte kein statistisch signifikanter Unterschied festgestellt werden. In beiden Befragungen hatte die Dauer der Schulausbildung einen statistisch signifikanten Einfluss auf die Lebensqualität. Während in den USA zusätzlich die Höhe des Einkommens Auswirkungen auf das Lebensqualitätsurteil hatte, spielte diese in Deutschland keine beeinflussende

---

[45] Baker, S.R. et al.: Testing relationships between clinical and non-clinical variables in xerostomia: A structural equation model of oral health-related quality of life. Quality of Life Research, 16(2), 2007, 297-308.
[46] Bellach, B.-M., Radoschewski, M.: Gesundheitsbezogene Lebensqualität als Parameter der Gesundheit von Bevölkerungen. in: Ravens-Sieberer, U., Cieza, A. (Hrsg.): Lebensqualität und Gesundheitsökonomie in der Medizin: Konzepte, Methoden, Anwendung. 2000, ecomed, Landsberg, 393-412.
[47] König, H.H.: Gesundheitszustand der deutschen Bevölkerung: Ergebnisse einer repräsentativen Befragung mit dem EuroQol-Instrument. Gesundheitswesen, 67, 2005, 173-182.
[48] Lubetkin, E.I.: Relationship among sociodemographic factors, clinical conditions and health-related quality of life: Examining the EQ-5D in the U.S. general population. Quality of Life Research, 14, 2005, 2187-2196.

Rolle. Vielmehr waren hier das Vorliegen einer Erwerbstätigkeit und das Leben in einer Partnerschaft entscheidendere Variablen für die Einschätzung der Lebensqualität. Ergebnisse aus anderen internationalen Studien machen im Gegensatz dazu deutlich, dass keine Abnahme der Lebensqualität im Alter, keine wesentlichen Unterschiede zwischen den Geschlechtern und kein Einfluss des Familienstatus und des Einkommens auf die Lebensqualitätsangaben der Befragten erkennbar sind[49]. HERSCHBACH schreibt, dass alle internationalen Vergleiche die geringen Zusammenhänge zwischen den objektiven und subjektiven Parametern bestätigen[50]. Objektive Lebensbedingungen des Patienten vermögen nicht mehr als 10-15% der Varianz von Lebensqualitätsangaben zu erklären.

Folglich ist es für die Identifizierung von Einflussfaktoren auf die Lebensqualität eine Notwendigkeit, die Aufmerksamkeit auf in der Person selbst stattfindende Prozesse zu lenken.

Nach SELLSCHOPP führt die Mitteilung der Diagnose einer Krebserkrankung bei Patienten zunächst zu einem Schock und Kontrollverlust[51]. Viele reagieren daraufhin oder im Verlauf der Erkrankung mit psychischen Einschränkungen bis hin zu Anpassungsstörungen, Angsterkrankungen oder Depressionen. Die angegebenen Häufigkeiten dieser Krankheitsbilder differieren stark. Die Prävalenz eines Krebspatienten, an einer depressiven Störung zu erkranken, liegt zwischen 0 und 46%, eine Angststörung zu entwickeln zwischen 1 und 49%[52]. Dabei treten Angsterkrankungen bei Krebspatienten etwas häufiger auf als Depressionen[53].

---

[49] Diener, E. et al.: Subjective well-being: Three decades of progress. Psychological Bulletin, 125, 1999, 276-302.
[50] Herschbach, P.: Das "Zufriedenheitsparadox" in der Lebensqualitätsforschung. Psychotherapie · Psychosomatik · Medizinische Psychologie, 52, 2002, 141-150.
[51] Sellschopp, A.: Psychoonkologische Betreuung. in: Schmoll, H.J., Höffken, K., Possinger, K.(Hrsg.): Kompendium Internistische Onkologie, Band 1, 2006, Springer, Heidelberg, 2425-2435.
[52] Härter, M. et al.: Psychiatric disorders and associated factors in cancer: Results of an interview study with patients in inpatient, rehabilitation and outpatient treatment. European Journal of Cancer, 37, 2001, 1385-1393.
[53] Parpa, E. et al.: Assessment of anxiety and depression in advanced cancer patients and their relationship with quality of life. Quality of Life Research, 14, 2005, 1825-1833.

Psychische Beeinträchtigungen wirken sich in negativer Hinsicht auf die Lebensqualität aus[54].

Im weiteren Verlauf der Erkrankung setzen emotionale und kognitive Verarbeitungsprozesse ein. Der Patient versucht, sich an die neue Situation anzupassen und seine Krankheit zu bewältigen. Es gibt eine Vielzahl verschiedener Bewältigungs- bzw. Coping-Strategien, der er sich hierzu bedienen kann (vgl. Kapitel 1.1.4.2.). Die Art der Krankheitsverarbeitung beeinflusst sowohl in negativer als auch in positiver Hinsicht das Lebensqualitätsurteil, was in Studien gezeigt werden konnte[55]. MUTHNY sieht Verarbeitungsprozesse als die entscheidend modifizierenden Variablen der Lebensqualität zwischen einer Belastung und dem Bewältigungsergebnis an[56].

Weiterhin beeinflusst die Art und Weise, wie ein Patient in seinem bisherigen Leben mit schwierigen Situationen zurechtkam, seinen Umgang mit der aktuellen Erkrankung. Besaß jemand bislang eine optimistische Grundeinstellung, bedeutet Kranksein für ihn mehr eine Herausforderung. Jemand mit eher fatalistischen Persönlichkeitszügen wird hingegen seine Erkrankung nur schwer bewältigen[57]. Für HERSCHBACH haben die Persönlichkeitsstruktur bzw. die persönlichkeitsgebundenen Eigenschaften den stärksten Einfluss auf die Lebensqualität[58].

Die präexistente Persönlichkeitsstruktur eines Patienten, die Art der Bewältigungsstrategien und die unmittelbaren, psychologischen Reaktionen auf die Erkrankung beeinflussen sich gegenseitig. Ein Patient, der es ständig vermeidet, sich mit seiner Erkrankung auseinander zu setzen, leidet mit einer höheren Wahrscheinlichkeit unter Unruhe und diffusen Ängste, als jener, der sich offen mit seiner Diagnose

---

[54] Stark, D. et al.: Anxiety disorders in cancer patients: Their nature, associations and relation to quality of life. Journal of Clinical Oncology, 20(14), 2002, 3137-3148.
[55] Brown, J.E. et al.: Patterns over time in quality of life, coping and psychological adjustment in late stage melanoma patients: An application of multilevel models. Quality of Life Research, 9, 2000, 75-85.
[56] Muthny, F.A.: Möglichkeiten und Grenzen der Messbarkeit der Lebensqualität (LQ). in: Schwarz, R. (Hrsg.): Lebensqualität in der Onkologie II, 1995, Zuckschwerdt, München, 51-70.
[57] Spencer, S.M. et al.: Psychological and social factors in adaption. in: Holland J.C. (Hrsg.): Psycho-Oncology, 1998, Oxford University Press, New York, 211-222.
[58] Herschbach, P.: Das "Zufriedenheitsparadox" in der Lebensqualitätsforschung. Psychotherapie · Psychosomatik · Medizinische Psychologie, 52, 2002, 141-150.

konfrontiert und sie annimmt, ohne seinen Optimismus zu verlieren. Diese Wechselwirkungen haben ebenfalls Auswirkungen auf das Lebensqualitätsurteil[59].

Diagramm 1-1 veranschaulicht die möglichen Einflussfaktoren auf das Lebensqualitätsurteil des Patienten. Neben den komplexen, innerpsychischen Prozessen müssen noch Faktoren im Umweltgefüge mitberücksichtigt werden. Soziale Unterstützung in Form von emotionaler Anteilnahme, Informationsbeschaffung und konkreten Hilfeleistungen im Alltag durch vertraute Personen oder medizinisches Personal wirken sich auf die Krankheitsbewältigung des Patienten aus und haben Einfluss auf das Lebensqualitätsurteil[60].

Diagramm 1-1 Erweitertes Lebensqualitätsmodell nach Grumann/Schlag[61]

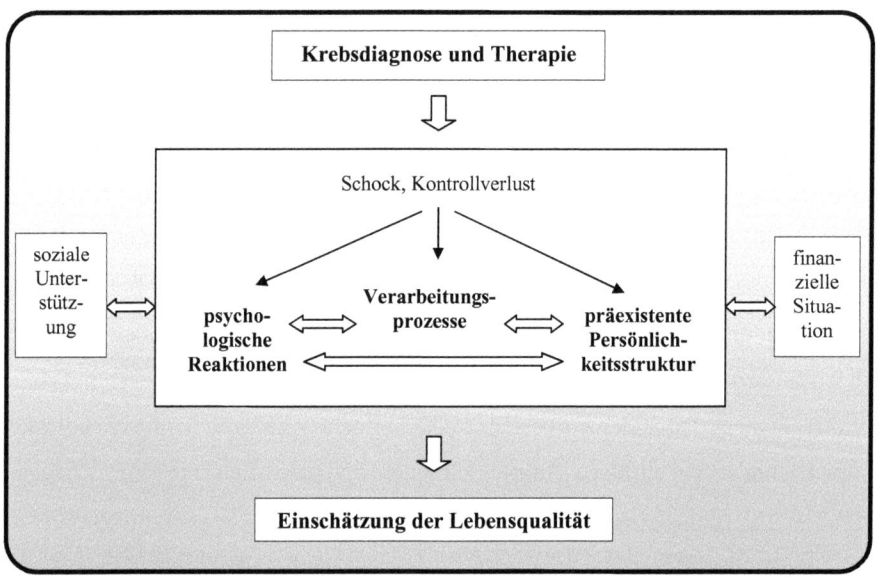

---
[59] Grumann, M., Schlag, P.M.: Assessment of quality of life in cancer patients: Complexity, criticism, challenges. Onkologie, 24, 2001, 10-15.
[60] Helgeson V.S.: Social support and quality of life. Quality of Life Research, 12(1), 2003, 25-31.
[61] Grumann, M., Schlag, P.M.: Assessment of quality of life in cancer patients: Complexity, criticism, challenges. Onkologie, 24, 2001, 10-15.

Ein Problem, das in der Literatur immer wieder diskutiert wird, ist die Bedeutung der sozialen Erwünschtheit als verfälschende Antworttendenz[62]. Ein Patient macht in der Befragung zu seiner Lebensqualität Angaben, die nicht wirklich seiner Situation entsprechen, sondern als erwünscht angenommen werden, in der Hoffnung, sich dadurch Vorteile zu verschaffen. Aktuell wird diese Problematik so gehandhabt, dass man die Neigung, sozial erwünscht zu antworten, als Bestandteil der Persönlichkeit des Menschen auffasst[63].

Die Art und Weise, wie Menschen ihre Erkrankung und die Behandlung erleben und verarbeiten, ist ausschlaggebend für die Einschätzung ihrer Lebensqualität[64]. Wird der große Einfluss von Anpassungsprozessen auf die Lebensqualität anerkannt, so kann auch das oben erwähnte, scheinbar überraschende Ergebnis, dass Krebspatienten in Remission bessere Lebensqualitätswerte angeben als die Durchschnittsbevölkerung, eine Erklärung finden. In der neueren Lebensqualitätsforschung wird dieses Phänomen mit dem Begriff „response shift" bezeichnet[65]. Hierunter versteht man die Veränderung interner Standards, Werte und Vorstellungen von Lebensqualität im Krankheitsverlauf[66]. Die Einschätzung der Lebensqualität basiert auf einem persönlichen Urteil, das sich aus dem Vergleich zwischen dem angestrebten und dem tatsächlichen Zustand ergibt. Die existentielle Bedrohung durch die Mitteilung, an Krebs erkrankt zu sein, führt zunächst zu einer fundamentalen Erschütterung des Selbst. Der Versuch, das Selbstwertgefühl wieder zu stabilisieren, geht im Zuge der Krankheitsverarbeitung mit einer Anpassung der individuellen Ziele und Prioritäten bzw. des inneren Referenzmaß-

---

[62] Hürny, C. et al.: Möglichkeiten und Grenzen der Erfassung von Lebensqualitätsvariablen in klinisch-onkologischen Studien: „Kritische" Kriterien. in: Schwarz, R. (Hrsg.): Lebensqualität in der Onkologie, 1991, Zuckschwerdt, München, 62-73.
[63] Herschbach, P.: Das "Zufriedenheitsparadox" in der Lebensqualitätsforschung. Psychotherapie · Psychosomatik · Medizinische Psychologie, 52, 2002, 141-150.
[64] Ravens-Sieberer, U., Cieza, A.: Lebensqualitätsforschung in Deutschland – Forschungsstand, Methoden, Anwendungsbeispiele und Implikationen. in: Ravens-Sieberer, U., Cieza, A. (Hrsg.): Lebensqualität und Gesundheitsökonomie in der Medizin: Konzepte, Methoden, Anwendung. 2000, ecomed, Landsberg, 25-49.
[65] Schwartz, C.E. et al.: The clinical significance of adaption to changing health: A meta-analysis of response shift. Quality of Life Research, 15(9), 2006, 1533-1550.
[66] Bernhard, J. et al.: Health related quality of life: A changing construct? Quality of Life Research, 13, 2004, 1187-1197.

stabes einher. Ist die erste Bedrohung und die intensive anfängliche Behandlungsphase vorüber, ergeben sich infolge der nach unten korrigierten individuellen Normen meist wieder durchschnittliche oder sogar höhere Werte für die Lebensqualität. Durch die Konfrontation mit einer möglicherweise tödlich verlaufenden Krankheit findet eine Umbewertung der inneren Standards, der eigenen Werte und des eigenen Lebenskonzeptes statt, was die Lebensqualitätsangaben nachhaltig beeinflusst.

1.3. Krankheitsbild und Therapie der akuten myeloischen Leukämie

Die akute myeloische Leukämie ist eine maligne klonale Neoplasie und Reifungsblockierung hämatologischer Zellen des Knochenmarks mit variabler Beteiligung der verschiedenen Zellreihen. Je nach Morphologie und Zytochemie wird die akute myeloische Leukämie nach der Klassifikation der FAB (French-American-British-Cooperative-Group) unterteilt in die Subtypen M0 bis M7. Eine neuere Klassifikation der akuten myeloischen Leukämie der WHO, die unter anderem immunologische Merkmale und zytogenetische Aberrationen mit berücksichtigt, liegt seit 1999 vor.
Der natürliche, unbehandelte Verlauf dieser aggressiven Krebserkrankung, wie er sich vor 40 Jahren darstellte, zeigt, mit welcher Dynamik sie tödlich verläuft. Die mediane Überlebenszeit nach Auftreten erster Symptome lag damals bei vier Monaten und die Überlebensrate nach einem Jahr bei etwa 2%[67]. Die moderne Chemotherapie hat die Prognose entscheidend verbessert.
Leukämien stehen in der Sterblichkeitsstatistik an 5. Stelle aller Krebsarten, jährlich erkranken daran insgesamt etwa 9.900 Menschen in Deutschland[68]. Die

---
[67] Büchner, T.: Akute myeloische Leukämie. in: Thiemes Innere Medizin: TIM, 1999, Thieme, Stuttgart, New York, 865-870.
[68] Arbeitsgemeinschaft Bevölkerungsbezogener Krebsregister in Deutschland (Hrsg.): Krebs in Deutschland – Häufigkeiten und Trends. 2002, Saarbrücken, 92.

akute myeloische Leukämie macht etwa 80% der akuten Leukämien im Erwachsenenalter aus. Ihre Inzidenz steigt von <1 bei unter 30-Jährigen auf über 15 Fälle pro 100.000 Einwohner/Jahr bei 80-Jährigen an[69]. Der Altersmedian bei Erkrankungsbeginn liegt bei 60 Jahren.

Während Vererbung, ionisierende Strahlung und chemische Umweltbelastung ursächlich für die Erkrankung nur in seltenen Fällen in Frage kommen, haben 10-20% der Erkrankten bereits eine Chemotherapie oder Radiotherapie einer anderen Neoplasie hinter sich. Krebstherapeutika sind daher die wichtigsten Verursacher therapiebedingter Leukämiefälle[70]. Eine akute myeloische Leukämie kann sich auch aus einem myelodysplastischen Syndrom entwickeln, man spricht dann von einer sekundären Genese der Leukämie.

Die Expansion des malignen Zellklons führt zu einer zunehmenden Knochenmarkverdrängung und daraus resultierend zu einer hämatopoetischen Insuffizienz. Leitsymptome der Erkrankung sind: Anämie mit allgemeiner Leistungsschwäche, Müdigkeit und Blässe, hämorrhagische Diathese in Form von Hauteinblutungen und Nasenbluten und Infektanfälligkeit mit Fieber, Infektionen der Luftwege, Entzündungen an den Haut-Schleimhaut-Übergängen und Neigung zu Pilzinfektionen. Weiterhin kommen an Symptomen vor: Nachtschweiß, Gewichtsverlust, Appetitlosigkeit, Übelkeit und Erbrechen, Hepatosplenomegalie, Gingiva-Hyperplasie und andere extramedulläre Infiltrationen (z. B. Chlorom). Ferner werden Knochenschmerzen und vergrößerte Lymphknoten beschrieben.

Die Symptome sind initial unspezifisch. Innerhalb kurzer Zeit können sich schwere Infektionen und Blutungen mit lebensbedrohlichen Komplikationen entwickeln. Eine umgehende Diagnosestellung und Therapieeinleitung sind notwendig.

Die vorliegende Lebensqualitätsstudie lehnt sich an die Therapieoptimierungsstudie mit dem Titel „Biology and Treatment Strategy of AML in Its Subgroups"

---

[69] Hiddemann, W. et al.: Pathogenese und Biologie der Leukämien. Internist, 43, 2002, 1179-1189.
[70] Burnett, A. et al.: Acute myeloid leukemia. New England Journal of Medicine, 341, 1999, 1051-1062.

der AML Cooperative Group 2000 an. Ziel der Arbeitsgruppe ist es, die jeweils bestgeeigneten Therapiemodalitäten für durch den Karyotyp und weitere biologische Merkmale definierte Risikogruppen der akuten myeloischen Leukämie zu eruieren. Als grundlegende Therapiealternativen untersucht diese Studie zwei unterschiedliche Doppelinduktionen mit den Chemotherapieprotokollen (TAD-HAM versus HAM-HAM), weiterhin die Option einer Gabe von G-CSF vor und während den einzelnen Chemotherapieblöcken im Sinne eines „priming" versus keiner Gabe dieses Faktors. Die sich anschließende Konsolidierungstherapie erfolgt in allen Therapiearmen nach dem Chemotherapieprotokoll TAD. Zusätzlich soll ein Vergleich der zyklischen Standard-Erhaltungstherapie über drei Jahre nach dem Protokoll AD-AT-AC-AT mit einer Myeloablation und anschließender autologer Blut-Stammzelltransplantation stattfinden. Als weiteres eigenständiges Therapieprinzip steht noch die allogene Transplantation von Stammzellen in erster Remission bei Verfügbarkeit eines histokompatiblen Geschwisterspenders zur Verfügung. Die Randomisierung in die jeweiligen Therapiearme erfolgt vor Therapiebeginn. Im Sinne einer Altersanpassung der Therapie erhalten Patienten über 60 Jahren nur dann einen zweiten Induktionskurs, wenn bei der Knochenmarkpunktion nach dem ersten Zyklus noch über 5% Blasten vorliegen. Weiterhin erfolgt bei älteren Patienten eine Dosisreduktion für AraC im HAM-Protokoll auf 1 statt 3 g/m^2 und es wird auf die Option der autologen Transplantation verzichtet.

Die Behandlung der akuten myeloischen Leukämie besteht in einer antileukämischen und in einer supportiven Therapie. Die antileukämische Therapie setzt sich aus drei aufeinanderfolgenden Abschnitten zusammen (siehe Abbildung im Anhang unter Kapitel 8.3.). Das Ziel der Induktionstherapie ist das Erreichen einer kompletten Remission. Zur Vermeidung von Rezidiven schließt sich eine weiterführende Konsolidierungs- und Erhaltungstherapie an.

Die Supportivtherapie hat die Aufgabe, die Komplikationen der Leukämie und der antileukämischen Therapie zu beherrschen. In erster Linie sind es opportunistische Infektionen mit Bakterien, Viren und Pilzen, die mit antimikrobiellen Substanzen prophylaktisch, empirisch oder bei bekannten Erregern gezielt behandelt werden. Weiterhin müssen ggf. Blutprodukte (Erythrozyten, Thrombozyten, Gerinnungsfaktoren) substituiert werden, um Anämiesymptome und Blutungskomplikationen zu verhindern. Zusätzlich beinhaltet die supportive Behandlung eine geeignete Schmerzbekämpfung und bei Bedarf eine parenterale Ernährung. Die antiemetische Therapie zur Vermeidung und Bekämpfung von Übelkeit und Erbrechen während der Chemotherapie hat ebenfalls einen wichtigen Stellenwert. Schließlich ist noch die psychische Unterstützung, ggf. auch unter Verabreichung von Psychopharmaka zu nennen.

Aktuell liegt die Remissionsrate bei der akuten myeloischen Leukämie bei ca. 63%. Die nach der Primärtherapie eingetretene komplette Remission dauert im Median zwölf Monate. Etwa 22% aller Patienten erleben anhaltende Remissionen über vier bis fünf Jahre[71].
Die Prognose ist im Einzelfall abhängig vom Alter und vom Risikoprofil des Patienten. Der bedeutsamste prognostische Einzelfaktor ist die Erzielung einer kompletten Remission. Die Wahrscheinlichkeit, diese zu erreichen, ist außer vom zytogenetischen Befund auch vom Therapieregime, der Genese der Leukämie und vom Lebensalter bei Diagnosestellung abhängig. Patienten über 60 Jahre haben primär eine ungünstigere Prognose. Daneben reduziert eine hohe Komorbidität ebenfalls die Überlebenswahrscheinlichkeit[72]. Chromosomale Befunde bei Diagnosestellung sind ein zusätzlicher prognostischer Faktor. Finden sich t(8;21), t(15;17) oder inv(16) Aberrationen, ist die Prognose günstiger. Hingegen liegt eine

---

[71] Büchner, T., Hiddemann, W.: Therapiestrategien bei akuter myeloischer Leukämie. Internist,43, 2002, 1203-1211.
[72] Wetzler, M. et al.: Akute und chronische myeloische Leukämie. in: Harrisons Innere Medizin Band 1, Dietel, M., Suttorp, N., Zeitz, M. (Hrsg. der dt. Ausg.), 2005, ABW Wissenschaftsverlag, Berlin, 678-683.

ungünstigere Prognose vor, wenn komplexe chromosomale Aberrationen, ein MLL-Rearrangement oder eine FLT3-Mutation nachgewiesen werden.

1.4. Lebensqualität bei akuter myeloischer Leukämie

Die relativ ungünstige Prognose der akuten myeloischen Leukämie, ihr akuter Verlauf und die begrenzten therapeutischen Alternativen ließen die Suche nach einer Verbesserung der Lebensqualität hinter der nach einer effektiven Therapie zurücktreten. Bereits 1987 wies ZITTOUN auf den Mangel an Lebensqualitätsstudien hin[73]. Der Fortschritt in der hämatologischen Forschung hat zu deutlich höheren Remissions- und Heilungsquoten bei Patienten mit akuter myeloischer Leukämie geführt. Dies hatte zur Folge, dass heute der Frage nach der Lebensqualität der Betroffenen mehr Gewicht eingeräumt wird. Daneben sind v. a. Einflussfaktoren und mögliche Ansatzpunkte für eine positive Beeinflussung von Interesse.

Ein Übersichtsartikel aus dem Jahre 2004 von REDAELLI et al. fasst die Literatur zusammen, die sich mit der Beurteilung der gesundheitsbezogenen Lebensqualität bei Patienten mit akuter myeloischer Leukämie in den letzten Jahren beschäftigte[74]. Alle dort angeführten Studien bestätigten, dass die hohe Dynamik der Erkrankung und ihre intensive Behandlung einen beträchtlichen, negativen Einfluss auf die Lebensqualität der Erkrankten haben. Die größten Einbußen der Lebensqualität treten während der stationären Therapiephase auf. Die Globalmaße sind deutlich erniedrigt. Der physische und emotionale Bereich sowie die soziale und berufliche Funktionsfähigkeit der Patienten sind eingeschränkt. Sämtliche Symptomenskalen

---

[73] Zittoun, R.: Quality of life in adults with acute leukemia. in: Aaronson, N.K., Beckman, J. (Hrsg.): The quality of life of cancer patients, 1987, Raven, New York, 183-192.
[74] Redaelli, A. et al.: Short- and long-term effects of acute myeloid leukemia on patient health-related quality of life. Cancer Treatment Reviews, 30, 2004, 103-117.

sind erhöht. Stalfelt beobachtete, dass der körperliche Zustand der Erkrankten vor allem in der dritten Woche nach jedem Chemotherapieblock stark reduziert ist[75].
Eine aus dem Jahre 2002 stammende Studie von SCHUMACHER et al. benutzte zwei Fragebogen-Instrumente, u. a. auch den EORTC QLQ-C30, mit denen die Lebensqualität während der stationären Phase und im Anschluss über zwei weitere Jahre aufgezeichnet wurde[76]. Die Behandlung der Leukämie erfolgte nach dem AMLCG-Protokoll. Insgesamt wurden 101 Patienten in die Lebensqualitätsstudie aufgenommen. Kontinuierliche Daten konnten von 37 Patienten ermittelt werden. Es zeigten sich am Ende der stationären Phase, die im Mittel 34 Wochen dauerte, statistisch signifikante Verbesserungen der körperlichen, emotionalen, sozialen und beruflichen Funktionsfähigkeit, sowie der globalen Lebensqualität GLQ im Vergleich zum Beginn der Behandlung. Die Symptomenskalen Fatigue, Appetitverlust, Dyspnoe und Schmerzen waren statistisch signifikant erniedrigt, d. h. die Patienten klagten am Ende der stationären Phase weniger über die genannten Symptome als zu Beginn der Therapie. Die Skala Übelkeit/ Erbrechen zeigte eine statistisch signifikante Beziehung zum Behandlungsablauf. Patienten berichteten am Ende eines jeden Chemotherapieblockes über mehr Übelkeit und Erbrechen als zu Beginn. Das eigentliche Ziel dieser Studie war die Identifizierung des Haupteinflussfaktors auf die Lebensqualität. Die Daten von allen Patienten wurden hierzu mit Hilfe der Pearsonschen Korrelationskoeffizienten, multipler Regressionsanalysen und GEE (generalized estimating equations) ausgewertet. Die Autoren kamen zu dem Ergebnis, dass die gesundheitsbezogene Lebensqualität GLQ während der stationären Phase am stärksten durch Fatigue, emotionale Funktionsfähigkeit und Appetitverlust beeinflusst wird.

---

[75] Stalfelt, A.M.: Quality of life of patients with acute myeloid leukemia. Leukemia Research, 18(4), 1994, 257-267.
[76] Schumacher, A. et al.: Fatigue as an important aspect of quality of life in patients with acute leukemia. Leukemia Research, 26(4), 2002, 355-362.

Ähnliche Ergebnisse ergaben sich auch in der Studie von ZITTOUN et al., in der ebenfalls der EORTC QLQ-C30-Fragebogen verwendet wurde[77]. Als Haupteinflussfaktoren auf das Globalmaß der Lebensqualität GLQ stellten sich Fatigue, emotionale Funktionsfähigkeit und Übelkeit/ Erbrechen heraus. Die Arbeitsgruppe legte das Hauptaugenmerk der Lebensqualitätsmessung auf die stationäre Phase der Behandlung von Patienten mit malignen Hämoblastosen. Von den insgesamt 179 Patienten waren 32% an einer akuten myeloischen Leukämie erkrankt. Die am häufigsten angegebenen Symptome waren: Fieber, Müdigkeit, Übelkeit und Erbrechen, Stomatitis, Schluckstörungen, Schmerzen, Gewichtsverlust, Haarausfall, Appetitlosigkeit, Geschmacks- und Geruchsstörungen, Schlafstörungen, Angst und Depression. Obwohl fast alle Erkrankten die Möglichkeit hatten, soziale Unterstützung aus ihrem Umfeld zu erhalten, bekundeten nur knapp zwei Drittel Interesse daran. Ihr langer Krankenhausaufenthalt bedeutete ein großes Risiko für eine Unterbrechung ihrer sozialen Kontakte. Als Hauptgrund des Unbehagens gab knapp die Hälfte der Beobachteten die Isolation im Krankenzimmer an.

Die Resultate von MUTHNY et al. zeigten, dass die 300 untersuchten Patienten mit Lymphomen oder Leukämien neben den oben erwähnten körperlichen Symptomen auch unter einer Vielzahl psychischer und psychosomatischer Beschwerden leiden, wie Gereiztheit, Angstgefühle, Niedergeschlagenheit, Schlafstörungen, Gedächtnis- und Konzentrationsstörungen[78]. Die Arbeitsgruppe fand in einem Vergleich heraus, dass Leukämie- und Lymphompatienten statistisch signifikant höhere „Depressionswerte" aufweisen als solche mit kolorektalen Karzinomen. In einer anderen Studie untersuchte GÖTZ 28 Patienten mit akuter Leukämie und kam zu dem Schluss, dass die Neigung zu Depressionen am Beginn der Erkrankung prädispositionierend ist für eine negative Lebensqualitätsentwicklung im weiteren

---

[77] Zittoun, R. et al.: Assessment of quality of life during intensive chemotherapy or bone marrow transplantation. Psycho-Oncology, 8, 1999, 64-73.
[78] Muthny, F.A. et al. : Praxis und Bedeutung der Lebensqualität in der Onkologie. in: Muthny, F.A., Haag, G. (Hrsg.): Onkologie im psychosozialen Kontext. 1993, Asanger, Heidelberg, 163-185.

Verlauf[79]. Die großen psychischen Belastungen, denen die Patienten während der chemotherapeutischen Behandlung ausgesetzt sind, bestätigen weitere Studien. So fand SANTOS et al. mit Hilfe eines speziellen Fragebogen-Instrumentes zur Erhebung von psychischen Symptomen, der „Hospital Anxiety and Depression Scale" (HADS), heraus, dass 20% aller Untersuchten unter Ängsten und Depression leiden[80]. Außerdem konnte er zeigen, dass depressive Symptome die Lebensqualität statistisch signifikant reduzieren. MONTGOMERY et al. bezifferten den Prozentsatz der Patienten mit hämatologischen Erkrankungen, die über Distress berichten, auf 50%[81]. Distress bezeichnet im Allgemein Belastungen des Patienten, auf die im Kapitel 1.1.4.2. bereits näher eingegangen wurde. Bei 14% der Untersuchten steigerte sich der Distress im Krankheitsverlauf, so dass die Untersucher den Verdacht einer schweren Depression äußerten. Die Forschergruppe ermittelte ihre Werte ebenfalls mit dem HADS-Instrument und zusätzlich mit einem Fragebogen zur Erfassung von Coping-Strategien. Im Hinblick auf die Krankheitsverarbeitung stellten die Autoren fest, dass über ein Viertel der Patienten nur eine schlechte mentale Anpassung an ihre Krankheit erreicht, sich hoffnungs- und hilflos fühlt und wenig bis keine Kampfbereitschaft aufbringt. Kranke mit diesen Coping-Strategien waren von Distress besonders betroffen. Weiterhin fand diese Arbeitsgruppe mit Hilfe halbstrukturierter Interviews heraus, dass dem Bereich Familie und Freunde bei der Lebensqualitätsbeurteilung größere Bedeutung zukommt als der eigenen Gesundheit. Mittels „in-depth-interviews" wurde die Vermeidung als dominierende Coping-Strategie bei Patienten mit akuter myeloischer Leukämie identifiziert[82]. Auch SCHUMACHER et al. boten in ihrer Arbeit den Patienten die Möglichkeit an, sich in Interviews über ihre individuelle

---

[79] Götz, A.K.: Eine Analyse verschiedener Selbst- und Fremdbeurteilungen zur Lebensqualität von Leukämiekranken. Dissertation, 1990, Universität Köln.
[80] Santos, F.R. et al.: Psychosocial adaptation and quality of life among Brazilian patients with different hematological malignancies. Journal of Psychosomatic Research, 60, 2006, 505-511.
[81] Montgomery, C. et al.: Predicting psychological distress in patients with leukaemia and lymphoma. Journal of Psychosomatic Research, 54, 2003, 289-292.
[82] Friis, L.S. et al.: The patient's perspective - A qualitative study of acute myeloid leukaemia patients'need for information and their information-seeking behaviour. Support Care Cancer, 11, 2003, 162-170.

Situation und Erlebensweise zu äußern[83]. Sie eruierten, dass die Befragten ihr Lebensqualitätsurteil stark von der Umgebung im Krankenhaus abhängig machen, und hier insbesondere von der Qualität des Essens.

Die Lebensqualität von Patienten, die zu den Langzeitüberlebenden einer akuten myeloischen Leukämie gehören, ist in den meisten Bereichen relativ normal[84]. Eine Arbeit von STALFELT zeigte, dass Patienten, die sich nach Abschluss der stationären Chemotherapie in kompletter Remission befinden, wieder zu einem normalen psychischen und emotionalen Wohlbefinden zurückfinden können[85]. Auch GREENBERG et al. untersuchten die psychische Belastung von Überlebenden im Median 5 Jahre nach Diagnosestellung[86]. Sie fanden heraus, dass sich die meisten kaum von der Normalbevölkerung unterscheiden. Dabei nannten die Autoren jedoch Einschränkungen. Junge Patienten neigten in späteren Jahren häufiger zu psychischen Auffälligkeiten. Sowohl LESKO et al.[87] als auch UYL-DE GROOT et al.[88] konnten beweisen, dass auch die physische Funktionsfähigkeit sich im Verlauf bessert. Der Karnofsky-Index, also der Lebensqualitätsaspekt der körperlichen Funktionsfähigkeit, nahm bei fast allen Überlebenden nach der stationären Phase annähernd normale Werte an.

Über mögliche Einflussfaktoren auf das Lebensqualitätsurteil ist in der Literatur für Patienten mit akuter myeloischer Leukämie folgendes bekannt:

---

[83] Schumacher, A.: Quality of life in adult patients with acute myeloid leukemia receiving intensive and prolonged chemotherapy – a longitudinal study. Leukemia, 12(4), 1998, 586-592.
[84] Redaelli, A. et al.: Short- and long-term effects of acute myeloid leukemia on patient health-related quality of life. Cancer Treatment Reviews, 30, 2004, 103-117.
[85] Stalfelt, A.M.: Quality of life of patients with acute myeloid leukemia. Leukemia Research, 18(4), 1994, 257-267.
[86] Greenberg, D.B. et al.: Quality of life for adult leukemia survivors treated on clinical trials of Cancer and Leukemia Group B during the period 1971-1988: predictors for later psychological distress. Cancer, 80(10), 1997, 1936-1944.
[87] Lesko, L.M. et al.: Long-term psychological adjustment of acute leukemia survivors: impact of bone marrow transplantation versus conventional chemotherapy. Psychosomatic Medicine, 54(1), 1992, 30-47.
[88] Uyl-de Groot, C.A. et al.: Cost-effectiveness and quality-of-life assessment of GM-CSF as an adjunct to intensive remission induction chemotherapy in elderly patients with acute myeloid leukemia. British Journal of Haematology, 100(4), 1998, 629-636.

Einen Einfluss von soziodemographischen Daten auf die Lebensqualität konnten LESKO et al. bezüglich des Geschlechtes finden[89]. Frauen gaben in ihrer sozialen Funktionsfähigkeit und ihrem Rollenverhalten größere Probleme an, während Männer sich einer stärkeren psychischen Belastung ausgesetzt fühlten. Die Arbeitsgruppe um SCHUMACHER hingegen konnte keinen Einfluss von Alter und Geschlecht auf die gesundheitsbezogene Lebensqualität eruieren[90].

Neben dem Alter spielen für die Prognose der Leukämie der biologische Faktor der Genese (primär oder sekundär) und das Erreichen einer kompletten Remission eine Rolle. KÜHNBACH fand in seiner Untersuchung von 49 Leukämiekranken keinen Einfluss der Leukämiegenese auf die Lebensqualität[91]. Das Vorliegen einer kompletten Remission oder eines Rezidives stellen Behandlungsvariablen dar, die sich erst im Verlauf der Erkrankung und Therapie ergeben. SCHUMACHER et al.[92] verglichen Patienten in kompletter Remission mit solchen, die aufgrund eines Rezidivs, schwerer Behandlungskomplikationen oder ihres Todes aus der Studie ausgeschlossen wurden. Sie konnten keine Unterschiede in der Lebensqualität beider Gruppen feststellen. Zwei Untersuchungen kamen in diesem Zusammenhang zu anderen Ergebnissen. UYL-DE GROOT et al. analysierten die Unterschiede zwischen älteren Patienten, die sich in kompletter Remission befanden, und solchen, die diese nicht erreichten[93]. Neben dem Karnofsky-Index und anderen Messinstrumenten, verwendete die Arbeitsgruppe dabei auch den EuroQol EQ-5D-Fragebogen und erkannte, dass Patienten, die sich nicht in kompletter Remission befanden, statistisch signifikant niedrigere Werte für ihren Funktionszustand und ein häufigeres Vorkommen von körperlichen Symptomen angaben. STALFELT

---

[89] Lesko, L.M. et al.: Long-term psychological adjustment of acute leukemia survivors: impact of bone marrow transplantation versus conventional chemotherapy. Psychosomatic Medicine, 54(1), 1992, 30-47.
[90] Schumacher, A. et al.: Fatigue as an important aspect of quality of life in patients with acute leukemia. Leukemia Research, 26(4), 2002, 355-362.
[91] Kühnbach, R.: Untersuchung zur Lebensqualität bei Patienten mit akuter myeloischer Leukämie und myelodys-plastischem Syndrom. Dissertation, 2008, Ludwig-Maximilians-Universität München.
[92] Schumacher, A.: Quality of life in adult patients with acute myeloid leukemia receiving intensive and prolonged chemotherapy – a longitudinal study. Leukemia, 12(4), 1998, 586-592.
[93] Uyl-de Groot, C.A. et al.: Cost-effectiveness and quality-of-life assessment of GM-CSF as an adjunct to intensive remission induction chemotherapy in elderly patients with acute myeloid leukemia. British Journal of Haematology, 100(4), 1998, 629-636.

verglich die Überlebenden mit solchen, die ein Rezidiv erlitten, und wies auf deren Verschlechterung der Lebensqualitätswerte hin[94]. Die niedrigsten Werte wurden von Patienten angegeben, die sich in der Endphase der Leukämie befanden.

Im Verlauf der Behandlung ergibt sich die Länge des Krankheitsaufenthaltes als ein weiterer möglicher Einflussfaktor auf die Lebensqualität. ZITTOUN et al. stellten in ihrer Untersuchung fest, dass diese mit der physischen Funktionsfähigkeit negativ korreliert ist[95]. Die Dauer der Aplasiephase oder die Anzahl der Tage mit Fieber beeinflussten die Lebensqualität hingegen nicht nachweislich.

Wie in Kapitel 1.2. schon ausgeführt, wurde in vielen Lebensqualitätsstudien versucht, objektive klinische Einschätzungen bzw. Variablen mit der Lebensqualität in Verbindung zu bringen. So analysierte z. B. die Arbeitsgruppe von SCHUMACHER den Zusammenhang zwischen der Symptomenskala Fatigue und einer Anämie[96]. Es fanden sich jedoch keine statistisch signifikanten Korrelationen zwischen dem Hämoglobin-Wert und dem vom Patienten angegebenen Fatigue-Wert. In einer anderen Studie der gleichen Arbeitsgruppe wurde ein Vergleich angestellt zwischen den Lebensqualitätswerten des Patienten und der ärztlichen Einschätzung mit Hilfe des ECOG-Status bei Aufnahme[97]. Es zeigte sich ein enger Zusammenhang der ECOG-Einstufung mit der physischen Funktionsfähigkeit, der Rollenfunktionsfähigkeit und der globalen Lebensqualität GLQ. Auch die Arbeitsgruppe um ZITTOUN versuchte eine Beziehung zwischen dem Lebensqualitätsurteil und objektiv evaluierbaren Kriterien herzustellen[98]. Sie entwickelten hierzu einen „morbidity score", in dem Nebenwirkungen der Therapie, andere Komplikationen und der hämatologische, physische und psychologische Status des Patienten vom

---

[94] Stalfelt, A.M.: Quality of life of patients with acute myeloid leukemia. Leukemia Research, 18(4), 1994, 257-267.
[95] Zittoun, R. et al.: Assessment of quality of life during intensive chemotherapy or bone marrow transplantation. Psycho-Oncology, 8, 1999, 64-73.
[96] Schumacher, A. et al.: Fatigue as an important aspect of quality of life in patients with acute leukemia. Leukemia Research, 26(4), 2002, 355-362.
[97] Schumacher, A.: Quality of life in adult patients with acute myeloid leukemia receiving intensive and prolonged chemotherapy – a longitudinal study. Leukemia, 12(4), 1998, 586-592.
[98] Zittoun, R. et al.: Assessment of quality of life during intensive chemotherapy or bone marrow transplantation. Psycho-Oncology, 8, 1999, 64-73.

Onkologen erfasst wurden. Sie fanden keine statistisch signifikante Korrelation dieses „Score" mit der globalen Lebensqualität GLQ des QLQ-C30-Fragebogens. Einzig mit der physischen Funktionsfähigkeit war ein Zusammenhang herstellbar. Diese Arbeitsgruppe betonte die Wichtigkeit des körperlichen Gesundheitsstatus für die Lebensqualität von Leukämiekranken. Jedoch kann dieser nicht so einfach mit dem Karnofsky-Index, dem ECOG-Status oder der physischen Funktionsfähigkeit des QLQ-C30-Fragebogens während der Chemotherapie erhoben werden. Die Autoren weisen auf die Notwendigkeit hin, bessere Methoden zur Erfassung des körperlichen Aspektes der Lebensqualität zu entwickeln. Die vorliegende Arbeit greift die Anregung auf und versucht, diesen Vorschlag umzusetzen (siehe Kapitel 3.1.3.).

2. Fragestellungen

In der vorliegenden Arbeit soll untersucht werden, wie die Patienten ihre Lebensqualität während den einzelnen Therapieabschnitten einschätzen und welche Lebensqualitätsaspekte dabei im Vordergrund stehen. Im Rahmen einer Verlaufsanalyse soll gezeigt werden, ob und ab welchem Zeitpunkt eine Verbesserung der Lebensqualität eintritt.
Um den Begriff Lebensqualität zum bloßen Gesundheitsstatus abgrenzen zu können, sollen alle bei den Patienten auftretenden Befunde gesammelt und im Verlauf dargestellt werden.
Im Sinne des multimodalen Ansatzes dieser Arbeit wurden sowohl quantitative als auch qualitative Daten von den Patienten erhoben.
In weiteren Untersuchungsansätzen sollen mögliche Einflussfaktoren auf das Lebensqualitätsurteil der Patienten identifiziert werden. Dabei werden einerseits objektivierbare Parameter, wie biologische und prognostische Daten der Patienten,

die Länge des Krankenhausaufenthaltes und die gesammelten klinischen Befunde[99] herangezogen. Andererseits sollen erhobene qualitative Patienteninformationen[100] daraufhin untersucht werden, ob psychosoziale oder individuelle Einflussfaktoren auf die Lebensqualitätseinschätzung erkennbar und benennbar sind.

Folgende Fragestellungen sollen untersucht werden:

1. Welche klinischen Befunde stehen bei den Patienten während des Krankenhausaufenthaltes im Vordergrund?
2. Wie verändern sich die Lebensqualität und die klinischen Befunde im Verlauf der Erkrankung?

3. Untersuchungen der erhobenen Lebensqualitätsparameter:
    3.1. Welche Beziehungen haben die globalen Lebensqualitätsmaße zueinander?
    3.2. Welche Bereiche der Lebensqualität wirken sich auf die Globalmaße der Lebensqualität am stärksten aus?
4. Untersuchungen von biologischen, verlaufsbeschreibenden und klinischen Einflussfaktoren auf die Lebensqualität:
    4.1. Welchen Einfluss nehmen Geschlecht und Alter der Patienten auf die Lebensqualitätsbeurteilung?
    4.2. Wie wirkt sich eine sekundäre Genese der akuten myeloischen Leukämie auf die Lebensqualitätsangaben aus?
    4.3. Wirkt sich das Vorliegen von Blasten[101] im Patientenblut negativ auf die Lebensqualität aus?
    4.4. Welche Rolle spielt die Dauer des Krankenhausaufenthaltes des Patienten für die Lebensqualität?

---

[99] nähere Bestimmung des Begriffs im Methodenteil Kapitel 3.1.3.
[100] nähere Informationen zu ihrer Erhebung im Methodenteil Kapitel 3.1.4.
[101] nähere Bestimmung des Begriffs im Methodenteil Kapitel 3.4.

4.5. Welchen Zusammenhang haben die objektivierbaren, klinischen Befunde eines Patienten mit seinen subjektiven Lebensqualitätsangaben?

5. Welche die Lebensqualität reduzierenden, situationsbedingten, psychoreaktiven oder individuellen Einflussfaktoren können mit Hilfe von qualitativen Daten erhoben werden und wie lassen sich diese Informationen integrieren?

3. Patientenauswahl und Methoden

Die hier vorliegende Lebensqualitätsuntersuchung versteht sich als eine begleitende Beobachtungsstudie zu der von der AMLCG 2000 durchgeführten Therapieoptimierungsstudie. Die prospektiv angelegte Untersuchung fand in der Abteilung für Hämatologie und Onkologie einer größeren Berliner Klinik statt. In der Zeit vom März 2002 bis Oktober 2003 wurden insgesamt 44 Patienten mit der Diagnose einer akuten myeloischen Leukämie in die AMLCG-Studie eingeschlossen. Alle 44 wurden – mit Rücksicht auf ihren gesundheitlichen Zustand – gebeten, an der Lebensqualitätsstudie teilzunehmen. In einer Längsschnittuntersuchung wurden von März 2002 bis zum Dezember 2004 Daten zur Lebensqualität gesammelt. Als Pilotstudie angelegt, haben die Ergebnisse dieser Arbeit deskriptiven Charakter.

3.1. Untersuchungsinstrumente
3.1.1. Der EORTC QLQ-C30-Fragebogen

Die EORTC (European Organization for Research and Treatment of Cancer) hat 1980 eine Arbeitsgruppe mit der Intention gegründet, ein Instrument zur Erfassung der Lebensqualität von Krebspatienten in klinisch-onkologischen Studien zu entwickeln. Das Ergebnis war ein krankheitsspezifisches Profil-Messinstrument zur Selbstbeurteilung. In der vorliegenden Arbeit wurde der QLQ-C30 in der 2. Version von 1996 angewendet[102]. Er besteht aus 30 Fragen und kann vom Patienten in 15 Minuten ausgefüllt werden. Die einzelnen zu beantwortenden Fragen werden in der Fachliteratur mit dem Begriff „Item" benannt. Die Antwort-

---

[102] Aaronson, N.K. et al.: The European Organization for Research and Treatment of Cancer (EORTC) Modular Approach to Quality of Life Assessment in Oncology: An Update. in: Spilker, B. (Hrsg.): Quality of Life and Pharmacoeconomics in Clinical Trials, 1996, Lippincott-Raven, Philadelphia, 179-190.

möglichkeiten für die Items sind unterschiedlich lang skaliert. Die ersten sieben Fragen sind zweistufig aufgebaut, mit den Antwortalternativen „ja" oder „nein". Bei den Fragen acht bis 28, die Symptome erfassen, kann der Patient wählen zwischen „überhaupt nicht", „wenig", „mäßig" und „sehr". Für die Fragen 29 und 30 gibt es jeweils einen siebenstufigen Antwortbereich, in dem zwischen „1 - sehr schlecht" und „7 - ausgezeichnet" gewählt werden kann. Die verschiedenen Items werden entweder zu spezifischen Skalen zusammengefasst oder bleiben als Einzelitems bestehen. Durch lineare Transformation liegen die Werte aller Skalen zwischen 0 und 100.

In seiner multidimensionalen Konzeption umfasst der Fragebogen den körperlichen Gesundheitszustand, emotionale und kognitive Belastungen, soziale Beeinträchtigungen und die Rollenfunktion bzw. Arbeitsfähigkeit. Ergänzend werden nach bestimmten, vorwiegend krankheits- bzw. therapiebezogenen Symptomen und nach der finanziellen Belastung gefragt. Mit den zwei letzten Fragen nach seinem „allgemeinen körperlichen Gesundheitszustand" und seiner „Lebensqualität" erhält der Patient die Möglichkeit, sich zusammenfassend zu seiner Situation in der letzten Woche zu äußern. Damit kann ein Globalmaß der Lebensqualität erhoben werden.

Für die Symptomenskalen gilt, dass ein hoher Wert eine starke Ausprägung des Symptoms angibt. Bei den funktionalen Skalen bzw. der *globalen Lebensqualität GLQ* zeigt ein hoher Wert eine gute Funktionalität im jeweiligen Bereich bzw. eine hohe Lebensqualität an.

Der Fragebogen findet bei den Patienten eine hohe Akzeptanz, ist ausreichend reliabel, klinisch valide und zudem auch genug sensitiv, Veränderungen im Gesundheitszustand der Patienten in den Lebensqualitätswerten abzubilden[103].

---

[103] Bullinger, M., Schmidt, S.: Methoden zur Lebensqualitätsbewertung in der Onkologie. in: Schmoll, H.J., Höffken, K., Possinger, K. (Hrsg.): Kompendium Internistische Onkologie, Band 1, 2006, Springer, Heidelberg, 2505-2516.

Mittlerweile liegt er in 26 verschiedenen Sprachen vor und ist zum Standardverfahren der onkologischen Lebensqualitätsforschung geworden[104].

Tabelle 3-1 Konstruktion des EORTC QLQ-C30-Lebensqualitätsfragebogen

Skalenart	Beschreibung des Bereiches	Itemnummer im Fragebogen	Anzahl der Items	Abkürzung
Funktionale Skalen	physische Funktionsfähigkeit	1, 2, 3, 4, 5	5	*PF*
	emotionale Funktionsfähigkeit	21, 22, 23, 24	4	*EF*
	soziale Funktionsfähigkeit	26, 27	2	*SF*
	Rollenfunktionsfähigkeit	6, 7	2	*RF*
	kognitive Funktionsfähigkeit	20, 25	2	*KF*
Symptomenskalen	Müdigkeit/Abgeschlagenheit	10, 12, 18	3	*FAT*
	Schmerz	9, 19	2	*SCH*
	Übelkeit/Erbrechen	14, 15	2	*UEB*
	Atemnot	8	1	*DYS*
	Schlafstörungen	11	1	*SST*
	Appetitverlust	13	1	*APV*
	Verstopfung	16	1	*OBS*
	Diarrhoe	17	1	*DIA*
	finanzielle Schwierigkeiten infolge der Erkrankung	28	1	*FIS*
Allgemeiner Gesundheitszustand und subjektive Lebensqualität		29, 30	2	*GLQ*

---

[104] Aaronson, N.K. et al.: Comparing translation of the EORTC QLQ-C30 using differential item functioning analyses. Quality of Life Research, 15(6), 2006, 1103-1115.

3.1.2. Der EuroQol EQ-5D-Fragebogen

Das „European Quality of Life Instrument", kurz EQ-5D, ist ein sehr einfaches, krankheitsübergreifendes Verfahren zur Messung der Lebensqualität, das von den Patienten selbst in fünf Minuten ausgefüllt werden kann. Von seinen vier Teilen kommen in dieser Untersuchung nur die ersten beiden zur Anwendung.
Im ersten Teil werden dem Patienten fünf Fragen zu seinem aktuellen Gesundheitszustand gestellt. Diese umfassen folgende Aspekte der Lebensqualität:

- Beweglichkeit/Mobilität
- Selbstversorgung und Hygiene
- Aktivität und allgemeine Tätigkeiten
- Schmerzen und körperliche Beschwerden
- Angst und Depression

Es stehen jeweils drei Antwortkategorien zur Verfügung: keine, einige und schwere Probleme. Da es sich beim EQ-5D um ein Index-Instrument handelt, müssen sich die gewählten Zuordnungen innerhalb der fünf Aspekte der Lebensqualität zu einer einzigen Kennzahl zusammenfassen lassen. Dies geschieht mit Hilfe eines speziellen Bewertungsmodells.
Der zweite Teil des EQ-5D beinhaltet eine vertikal angeordnete, visuelle Analogskala (VAS), ähnlich einem Fieberthermometer. Sie umfasst einen Bereich von 0 bis 100, wobei 100 den bestmöglichen Gesundheitszustand und 0 den schlechtest denkbaren kennzeichnet. Der Patient soll auf diesem Gradmaß seinen gegenwärtigen Gesundheitszustand einschätzen. Die Verwendung visueller Analogskalen zur Erhebung der Lebensqualität ist seit den 80-er Jahren bekannt, ursprünglich unter dem Begriff „linear analog self assessment scale" (LASA). Sie

gelten als relativ grobe, jedoch valide Indikatoren zur Messung der subjektiven Lebensqualität[105].

Der dritte und vierte Teil wird nur in Studien mit repräsentativen Bevölkerungsstichproben eingesetzt[106]. Sie liefern Informationen zur Generierung des Index-Wertes aus den fünf Kernfragen des ersten Fragebogenteils mittels mathematischer Modelle.

Bei der Entwicklung des EQ-5D orientierte man sich an bereits existierende Verfahren zur Lebensqualitätsmessung, wie zum Beispiel der Rosser-Matrix[107], dem Nottingham Health Profile[108] und dem Sickness Impact Profile[109]. Der EQ-5D-Fragebogen wurde Ende der 80-er Jahre von europäischen Wissenschaftlern, hauptsächlich Ökonomen, entwickelt. Es sollte ein standardisiertes und nutzentheoretisch konzipiertes Index-Instrument etablieren werden, das in klinischen Studien möglichst einfach einsetzbar und für Kosten-Nutzen-Analysen geeignet ist[110]. Der Fragebogen liegt heute in über 50 verschiedenen Sprachen vor[111].

Die deutsche Version des Fragebogens wurde 1995 getestet und erstmals 1998 durch VON DER SCHULENBURG et al. veröffentlicht[112]. Bei vielen Überprüfungen hat sie sich als ein gültiges, zuverlässiges und sehr praktikables Instrument

---

[105] Bernhard, J. et al.: Health related quality of life: A changing construct? Quality of Life Research, 13, 2004, 1187-1197.
[106] Schulenburg, M. von der, Greiner, W.: Gesundheitsökonomie. 2000, Mohr Siebeck, Tübingen, 294.
[107] Rosser, R.M., Watts, V.G.: The measurement of hospital output. International Journal of Epidemiology, 1, 1972, 361-368.
[108] Hunt, S.M. et al.: The Nottingham Health Profile: subjective health status and medical consultations. Social Science and Medicine Part A, 15, 1981, 221-229.
[109] Bergner, M. et al.: The Sickness Impact Profile: development and final revision of a health status measure. Medical Care, 19, 1981, 787-805.
[110] The EuroQol Group: EuroQol – a new facility for the measurement of health-related quality of life. Health Policy, 16, 1990, 199-208.
[111] Greiner, W. et al.: A single European currency for EQ-5D health states. European Journal of Health Economics, 4, 2003, 222-231.
[112] Schulenburg, M. von der, Claes, C., Greiner, W., Uber, A.: Die deutsche Version des EuroQol-Fragebogens. Zeitschrift für Gesundheitswissenschaften, 6. Jg., Heft 1, 1998, 3-20.

herausgestellt[113]. Aufgrund seiner niedrigen Sensitivität wird empfohlen, ihn durch krankheitsspezifische Verfahren zu ergänzen[114].

Für die Generierung des Index-Wertes existieren mittlerweile mehrere mathematische Modelle. Das aktuellste Bewertungsmodell, mit Hilfe dessen die Auswertung der Fragebögen in dieser Arbeit erfolgte, wurde 2003 von der Arbeitsgruppe um GREINER veröffentlicht[115].

Mit dem EQ-5D erhält man zwei Globalmaße für die Lebensqualität. Zum einen den aus den fünf Fragen und dem Berechnungsmodell ermittelten *Index-Wert* und zum anderen den vom Patienten auf einer visuellen Analogskala selbst bestimmten *VAS-Wert*. Beide Werte bewegen sich in einem Bereich von 0 bis 100, wobei hohe Werte eine gute Lebensqualität widerspiegeln.

3.1.3. Methode zur Sammlung und Zusammenfassung der klinischen Befunde (*K-Score*)

Die Anregung am Ende des Kapitels 1.4. aufgreifend wurde versucht, eine Methode zu entwickeln, mit welcher der medizinisch fassbare Gesundheitsstatus eines Patienten erhoben und beschrieben werden konnte. Neben der Vielzahl der auftretenden Symptome bei einer akuten Leukämie wurde auch die Intensität der einzelnen Befunde berücksichtigt. Dabei kam eine semiqualitative Methode zur klinischen Bewertung der Symptome und ihrer Schweregrade zur Anwendung. In einer Rohliste wurden zuerst alle Vorerkrankungen und im Krankenhaus festgestellten Befunde erfasst. Auch Arbeitsdiagnosen, im Sinne des Verdachts auf eine Erkrankung, wurden aufgenommen, sofern eine entsprechende Therapie eingeleitet worden war.

---

[113] Böhmer, S., Kohlmann, T: Verfahren zur Bewertung von Gesundheitszuständen und Lebensqualität. in: Ravens-Sieberer, U., Cieza, A. (Hrsg.): Lebensqualität und Gesundheitsökonomie in der Medizin: Konzepte, Methoden, Anwendung. 2000, ecomed, Landsberg, 53-72.
[114] Schulenburg, M. von der, Claes, C., Greiner, W., Uber, A.: Die deutsche Version des EuroQol-Fragebogens. Zeitschrift für Gesundheitswissenschaften, 6. Jg., Heft 1, 1998, 3-20.
[115] Greiner, W. et al.: A single European currency for EQ-5D health states. European Journal of Health Economics, 4, 2003, 222-231.

Tabelle 3-2 Schema zur Zusammenfassung der Befunde *[K-Score]*

	Organbefunde/Arbeitsdiagnosen und Wertung dieser Befunde
Allgemeines	Allergie – 1 mit Anaphylaxie – 2
	Übelkeit, Erbrechen, Inappetenz – 1 länger als 3 Wochen bestehend – 2
	parenterale Ernährung – immer mit 1 bewertet
	Gewichtsverlust > 10 % – 1 Kachexie – 2
	beherrschbares Fieber – 1 persistierendes Fieber – 2
	Schmerzen – 1 opiatpflichtig, i.v. Analgesie, > 4 Wochen bestehend – 2
	Fatigue – 1 länger als 6 Monate im Vorfeld – 2
	Einschränkungen der Beweglichkeit – 1 Gehhilfen erforderlich – 2
	Diabetes mellitus Typ II – 1 mit Insulinperfusor-Therapie – 2
Infektionen und toxische Nebenwirkungen	Pneumonie, Bronchitis – 1 invasive Mykose, Saugdrainage – 2 mit Beatmung – 3
	Zahnprobleme – immer mit 1 bewertet
	zystische/degenerative Leberveränderungen – 1 Mykose, toxische Schädigung – 2
	Stomatitis, Schleimhautschäden in und am Mund – 1 viral, IV°, Soor – 2
	Laryngitis/Tracheitis/Ösophagitis/Gastritis – 1 Soor – 2
	Enterokolitis mit Diarrhoe – 1 > 10x/d, Isolierung des Patienten notwendig – 2
	Kolpitis/Epididymitis – 1 Soor, viral – 2
	Sinusitis – 1 mit Operation, Mykose, leukämische Infiltrate – 2
	Haut: Exanthem – 1 Mykosen, leukämische/septische Infiltrate, Kortisontherapie – 2
	Follikulitis, Abszessbildung, Phlegmone – 1 mit Operation – 2
	Milzinfarkte – 1 Milzmykose – 2
	Sepsis – immer mit 1 bewertet
	akute GvHD – immer mit 2 gewertet
	Arzneimittelunverträglichkeit (Fieber, Exanthem, Erbrechen) – immer mit 1 gewertet
	kompensierte Niereninsuffizienz – immer mit 1 bewertet
Herz/ Kreislauf	Herzrhythmusstörungen – 1 Kardioversion notwendig – 2
	Herzinsuffizienz, Perikarderguss – immer mit 1 bewertet
	thorakale Schmerzen: Angina pectoris – 1 Pneumothorax – 2
	Hypertonie – immer mit 1 bewertet
	Schwindel, Synkope – immer mit 1 bewertet
Blut	KM-Zellen: prolongierte Zytopenie – 1 persistierende Aplasie, Blastenpersistenz – 2
	Transfusionszwischenfall, Auto-Ak – immer mit 1 bewertet
	hämorrhagische Diathese, Hämatome, petechiale Blutungen – immer mit 1 bewertet
	Epistaxis – 1 mit Elektrokoagulation der Nasengefäße – 2
Neuro- logie	Krampfanfälle, akutes zerebelläres Syndrom – immer mit 2 gewertet
	TIA, Sprachstörungen, Sehstörungen – immer mit 1 bewertet
	Lähmungen (Polyneuropathie, Querschnittsyndrom) – 1 OP oder RTX notwendig – 2
	Sensibilitätsstörungen, Restless legs Syndrom, Tremor – immer mit 1 bewertet
Psy- che	Konzentrationsstörungen – immer mit 1 bewertet
	ängstlich-depressives Syndrom – 1 Psychose, psychosenahes Syndrom – 2
	Schlafstörungen – immer mit 1 bewertet

Um eine klinisch stimmige Beurteilung des klinischen Gesundheitsstatus eines Patienten zu erhalten, mussten die Befunde nach ihrer Schwere gewichtet werden. Dabei wurde für jeden Befund nach folgender Regel je ein, zwei oder drei Punkte vergeben:

- 1 Punkt: für leichte Komplikationen ohne wesentlichen Einfluss auf den Verlauf
- 2 Punkte: für mittelschwere Komplikationen, die eine gravierende Therapieänderung nach sich zogen (z. B. Pilzpneumonie, chirurgische Intervention, Thorax-Saugdrainage, Kardioversion) bzw. für persistierende Befunde
- 3 Punkte: für lebensbedrohliche Komplikationen (z. B. mit der Notwendigkeit der maschinellen Beatmung)

Die Rohliste wurde nach inhaltlich zusammengehörigen Gesichtspunkten geordnet und in Tabelle 3-2 abgebildet. Eine genauere Beschreibung erfolgte bei Befunden der Schwere „zwei" und „drei".

Mit dem Bewertungssystem konnte ein Punkte-Score errechnet werden, der die Beschwerden eines Patienten innerhalb eines bestimmten Zeitraumes im Krankenhaus in Zahlen fasste. Die Befunderhebung wurde parallel zu den ersten vier Lebensqualitätsmessungen jeweils neu durchgeführt. Als Ergebnis erhielt man zunächst einen Rohwert, der linear transformiert eine Zahl zwischen 0 und 100 annahm. Hohe Werte zeigen viele bzw. gravierende Beschwerden an. Diese Zahl wird im Weiteren kurz „*K-Score*" genannt.

Für jeden einzelnen Patienten wurden die Informationen über die Befunde sowohl aus der Patientenakte als auch aus den Gesprächen mit den behandelnden Ärzten gesammelt. Zusätzlich wurden Angaben aus den individuellen Gesprächen (siehe Kapitel 3.1.4.) in die Befunderhebung miteinbezogen. Voraussetzung für die Erhebung des *K-Score* war das Vorliegen ausgefüllter Lebensqualitätsfragebögen an mindestens zwei aufeinanderfolgenden Messzeitpunkten.

Die Ergebnisdarstellung der *K-Score* Erhebung erfolgte mit je zwei Ranglisten an den vier Messzeitpunkten. In einem zusammenfassenden Diagramm wurden die am häufigsten genannten Befunde mit ihren Prozentzahlen über alle stationären Messzeitpunkte graphisch dargestellt.

Der *K-Score* fand in weiteren Untersuchungen Verwendung als eine den Gesundheitsstatus des Patienten beschreibende Variable.

3.1.4. Personenzentrierte Gespräche

Den Studienteilnehmern wurde die Möglichkeit eingeräumt, sich in Gesprächen auf individuelle Weise zu den Belastungen und Erfahrungen im Krankenhaus zu äußern. Die mit den Patienten geführten, freien Interviews fanden in der Zeit des Klinikaufenthaltes in ein- bis zweiwöchigem Abstand statt und wurden – mit Rücksicht auf ihr Befinden – bei allen Patienten durchgeführt. In der Regel dauerten die Gespräche zwischen 5 und 20 Minuten.

Die Auswertung der qualitativen Aussagen erfolgte unter zwei Gesichtspunkten. Zum einen wurden von allen Patienten situationsbedingte Belastungsfaktoren und psychologische Reaktionsweisen während der stationären Therapiephase gesammelt. Dabei waren vor allem solche Phänomene von Interesse, die als besonders die Lebensqualität einschränkend bezeichnet wurden. Zum anderen wurden die qualitativen Daten von fünf Patienten auf Besonderheiten in ihrer Persönlichkeitsstruktur, ihrer Krankheitsverarbeitung und ihrer sozialen Situation hin geprüft. Dabei sollten individuelle Einflussfaktoren aufgedeckt werden.

3.2. Lebensqualitätserhebung im Rahmen des Therapieablaufes (Studiendesign)

Im Anschluss an die Aufnahme des Patienten auf eine halbintensivmedizinisch ausgerichtete Abteilung erfolgten umfangreiche diagnostische und therapieeinleitende Maßnahmen. Nach Einwilligung des Patienten zu seiner Teilnahme an der Lebensqualitätsstudie wurde die initiale Messung der Lebensqualität (T1) durchgeführt. Der erste Zyklus der Chemotherapie wurde begonnen. Bereits nach wenigen Tagen traten die Patienten in die aplastische Phase mit einer starken Verminderung der Knochenmark- und Blutzellen ein. Lagen keine schweren Komplikationen vor, mussten sich die Patienten ca. drei Wochen nach Beginn des ersten Zyklus dem zweiten Chemotherapieblock unterziehen. Bei Patienten über 60 Jahren wurde auf den zweiten Block verzichtet, es sei denn, der erste hatte nicht das erwünschte Ergebnis bei der Frühpunktion gebracht. Die endgültige Erholung des Knochenmarks erfolgte ungefähr drei bis vier Wochen nach dem Beginn des zweiten Zyklus. Nach Abklingen der Therapienebenwirkungen und Infektionen konnten die Patienten zur weiteren Regeneration nach Hause entlassen werden. Kurz vor Entlassung aus der ca. sechs bis acht Wochen dauernden Induktionsphase erfolgte die zweite Lebensqualitätserhebung (T2).

Nach dem etwa dreiwöchigen Aufenthalt im häuslichen Bereich kehrten die Patienten in die Klinik zurück und beantworteten zum dritten Mal die Fragebögen zur Lebensqualität (T3). Die nun erfolgende Knochenmarkpunktion lieferte erneut Informationen über den Stand der Leukämie. Im Anschluss fand der Chemotherapiezyklus der Konsolidierungstherapie statt. Die Pateinten durchliefen eine weitere aplastische Phase. Dieser Klinikaufenthalt dauerte ca. vier bis sechs Wochen. Kurz vor Entlassung nach Hause wurde die vierte und letzte stationär erhobene Lebensqualitätsmessung (T4) durchgeführt.

Nach Ablauf der stationären Behandlung wurden die Patienten noch für weitere drei Jahre ambulant weiterbehandelt. Die Chemotherapie erfolgte während dieser

Phase in einem Abstand von vier bis fünf Wochen. Regelmäßige Besuche in der onkologischen Ambulanz zur Kontrolle des Remissionszustandes und zur Absprache der jeweils anstehenden Therapie waren notwendig. Die erste Erhebung der Lebensqualität in der ambulanten Therapiephase (T5) fand ungefähr drei Monate nach Entlassung aus dem Krankenhaus statt. Alle weiteren Befragungen (T6 - T10) erfolgten unabhängig von den Therapien im Abstand von einem halben Jahr.

Die Fragebögen wurden während der stationären Phase vom Verfasser dieser Arbeit an die Patienten verteilt und wieder eingesammelt. In der ambulanten Phase erfolgte dies auf postalischem Weg. Um eine gute Vergleichbarkeit der Lebensqualitätsdaten zu gewährleisten, wurde während der stationären Phase eine Toleranzgrenze von nur drei Tagen vor und nach dem protokollgemäßen Messzeitpunkt erlaubt. Bei T5 wurde ein Zeitintervall zwischen zwei und vier Monaten gewählt. Für die sich anschließenden, halbjährlichen Messzeitpunkte wurde ein Zeitraum von fünf bis sieben Monaten zugelassen.

Diagramm 3-1 Studiendesign mit Angabe der einzelnen Messzeitpunkte

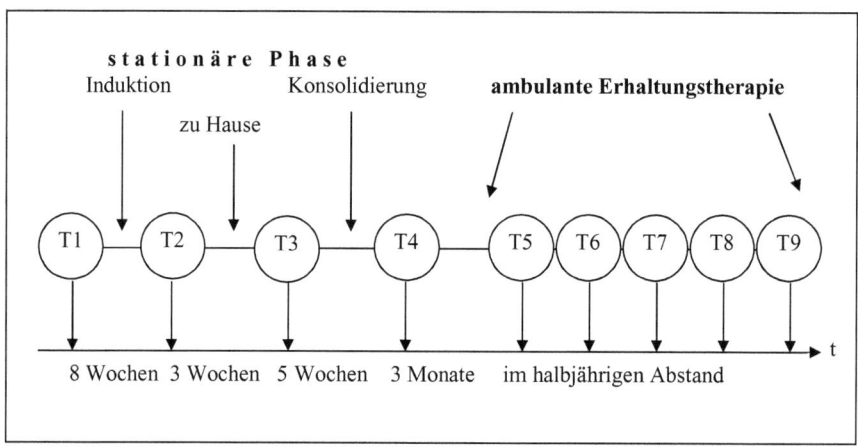

Wurden Patienten autolog stammzelltransplantiert, schloss sich an die Konsolidierungstherapie ein weiterer, ungefähr einmonatiger Krankenhausaufenthalt an. Während dieser Zeit erhielten sie eine hochdosierte Chemotherapie. Anschließend wurden ihnen die im Vorfeld entnommenen peripheren Blutstammzellen zurückinfundiert. Die Messzeitpunkte der Lebensqualitätsmessung wurden modifiziert. T5 und T6 erfolgten bei der Aufnahme bzw. der Entlassung aus der Klinik. Erst ab dem Zeitpunkt T7, der ein halbes Jahr nach T6 lag, war bei autolog transplantierten Patienten von einer ambulanten Behandlungssituation auszugehen.

Eine allogene Stammzelltransplantation wurde jedem Patienten unter 60 Jahren mit HLA-kompatiblem Familienspender in erster Remission vorgeschlagen. Bei Patienten ohne Familienspender erfolgte eine Fremdspendertransplantation bei einer Blastenpersistenz, im Falle einer zyto- und molekulargenetisch nachweisbaren Hochrisikokonstellation und beim Auftreten eines Rezidivs. Die allogene Transplantation fand entweder im Anschluss an die Induktions- oder nach der Konsolidierungsphase statt. Ohne Konsolidierung betrafen die Messzeitpunkte T3 und T4 die Aufnahme und Entlassung zur Transplantation, mit Konsolidierung gaben die Fragebögen an T5 und T6 Auskunft über die Lebensqualität vor und nach der Transplantation.

Die Darstellung der Lebensqualitätsangaben aller Patienten erfolgte in Form von Balken- und Verlaufsdiagrammen. Die Patientendaten wurden an den Zeitpunkten T4, T5 und T6 jeweils mit den Werten an T1 verglichen und statistisch mit einfaktoriellen Analysen für Messwiederholungen untersucht. Aufgenommen in die analytische Auswertung wurden nur die Patienten, bei denen durchgehend bis zum jeweiligen Zeitpunkt Lebensqualitätsangaben vorlagen.

3.3. Beziehungen zwischen den erhobenen Lebensqualitätsparametern

Ein Vergleich ähnlich genannter Skalen der beiden Fragebogen-Instrumente war nicht vorgesehen, da eine Auswertung der fünf einzelnen Bereiche des EQ-5D nicht möglich ist[116].

Zur Einschätzung des Zusammenhangs zwischen den drei Globalmaßen der Lebensqualitätsmessung wurden an jedem Zeitpunkt einzeln Korrelationen zwischen ihnen ermittelt.

Zur Identifizierung der Haupteinflussfaktoren auf die Lebensqualität wurden die Skalen des QLQ-C30-Fragbogens mit den drei Globalmaßen in Zusammenhang gebracht. Dies geschah mit der statistischen Methode „GEE", bei der alle Zeitpunkte gleichzeitig in die Berechnung mit einflossen. Mit GEE (generalized estimating equations) kann der Zusammenhang zwischen Merkmalen untersucht werden, wenn die Messungen zu mehreren Zeitpunkten vorliegen, wobei die intraindividuellen Abhängigkeiten mit einer geeigneten Kovarianzstruktur modelliert werden. Es handelt sich um eine Regression für Daten mit Messwiederholung.

Für die beiden Analysen wurden alle ausgefüllten Fragebögen berücksichtigt.

3.4. Untersuchung biologischer und verlaufsbeschreibender Einflussfaktoren

Unter Einbeziehung von soziodemographischen (Alter, Geschlecht) und biologischen (Genese) Variablen wurden Patientengruppen gebildet und Unterschiede zwischen ihnen untersucht. Der Schnitt für die prognostische Einschätzung der Leukämie liegt bei einem Alter von 60 Jahren. Diese Einteilung wurde übernommen und es wurden zwei Altersgruppen gebildet, die eine mit den Patienten unter 60 Jahren und die andere Gruppe mit den Patienten gleich oder

---

[116] schriftliche Mitteilung von W. Greiner, Institut für Versicherungsbetriebslehre, Universität Hannover.

über 60 Jahren. Ferner wurden die Daten von Frauen und Männern, sowie von Patienten mit primärer und sekundärer Leukämiegenese gegenübergestellt. Die Gruppenvergleiche erfolgten jeweils anhand der Mediane der drei Globalmaße der Lebensqualität und des *K-Score*, deren unterschiedliche Verläufe mit Graphiken dargestellt wurden. Statistisch signifikante Unterschiede zwischen den Gruppen wurden mit dem Mann-Whitney-Test und ein- oder zweifaktoriellen Analysen identifiziert. Für diese Vergleiche wurden alle Fragebögen bis zu einem gewissen Zeitpunkt, über den hinaus keine adäquaten Fragebogenzahlen mehr vorlagen, verwendet.

Als weitere mögliche Einflussfaktoren auf die Lebensqualität wurden zwei Variablen untersucht, die sich erst im klinischen Verlauf der Erkrankung ergaben. Die erste Variable bezieht sich auf das Vorliegen von malignen Blasten bei den Kontrollpunktionen des Knochenmarks. Diese fanden zu bestimmten Zeitpunkten statt. Die Knochenmark-Frühpunktion erfolgte sieben Tage nach Abschluss der ersten Induktionsblocks und gab erste Auskunft über das Ansprechen auf die Therapie. Die nächste Kontrolle erfolgte entweder kurz vor Entlassung aus der Induktionstherapie oder gleich bei Aufnahme zur Konsolidierungstherapie. Möglich war auch, dass zu einem späteren Zeitpunkt ein Rezidiv der Leukämie mit entsprechendem Knochenmarkbefund auftrat. Um die Veränderungen in der Lebensqualität durch vorhandene maligne Knochenmarkzellen erfassen zu können, füllten die betroffenen Patienten am nächsten Messzeitpunkt nach der Befundmitteilung einen Fragebogensatz aus. Diese Beurteilung wurde anhand von Boxplots verglichen mit den Angaben der Patienten, die sich bis einschließlich T5 in kompletter Remission befanden und durchgehend Fragebögen ausgefüllt hatten. Die Untersuchungen fanden an den Zeitpunkt T2, T3 und T5 statt.

Als zweite verlaufsbeschreibende Variable wurde die Dauer der Induktions- bzw. Konsolidierungstherapie herangezogen und ihre Auswirkungen auf die Lebensqualität untersucht. Hierzu wurden jeweils am Ende der beiden Krankenhausaufenthalte die Patienten in zwei Gruppen eingeteilt, die mit „Kurz-" und

„Langlieger" benannt wurden. Der Vergleich erfolgte mit Hilfe des Mann-Whitney-Tests. In diese Untersuchung wurden solche Patienten eingeschlossen, die sowohl am Anfang als auch am Ende des jeweiligen Krankenhausaufenthaltes, Fragebögen zu ihrer Lebensqualität ausgefüllt hatten.

3.5. Untersuchung des Einflusses der klinischen Befunde (*K-Score*) auf die Lebensqualität

Um den Zusammenhang des *K-Score* mit der Lebensqualität statistisch beurteilen zu können, erfolgten sowohl Korrelationsanalysen als auch Gruppenvergleiche an den vier stationären Messzeitpunkten. Lebensqualitätsunterschiede zwischen den Patienten mit wenigen Befunden und der Gruppe mit vielen Befunden wurden mit dem Mann-Whitney-Test auf statistische Signifikanz hin untersucht und mit Boxplots dargestellt. Ein Punktdiagramm veranschaulichte zusätzlich den Zusammenhang zwischen dem *K-Score* und der Lebensqualität.

Im Weiteren wurde überprüft, ob dieser Zusammenhang für alle Patienten bedeutsam war. Mit Hilfe eines statistischen Modells mit gemischten Effekten wurde versucht, individuelle, von der allgemeinen Norm abweichende Lebensqualitätsangaben zu identifizieren. Diese Methode bedient sich eines allgemeinen linearen Modells mit festen und zufälligen Effekten. Bei dem festen Effekt handelt es sich um eine Regression. Der zufällige Effekt beschreibt den individuellen Anteil des Einzelnen. Ist der individuelle Koeffizient eines Patienten gleich Null, unterscheidet er sich nicht von der Gesamtheit der Patienten. Die Methode filtert diejenigen Patienten heraus, bei denen sich der individuelle Koeffizient statistisch signifikant von der Allgemeinheit unterscheidet. Die Berechnung schloss alle vier stationären Zeitpunkte ein.

Für sämtliche Untersuchungen dieses Kapitels kamen die Daten derjenigen Patienten in Betracht, von denen ein *K-Score* erhoben worden war.

Im Laufe der Auswertung dieser Arbeit fiel der relativ hohe Anteil von Patienten mit Lungenmykose auf. Als eigenständiger klinischer Befund wurde ihr Einfluss auf die Lebensqualität in einer zusätzlichen Untersuchung analysiert. Es erfolgte ein Gruppenvergleich zwischen Patienten mit und ohne Mykose an drei stationären Messzeitpunkten anhand verschiedener Lebensqualitätsparameter, des *K-Score* und der Krankenhausaufenthaltsdauer.

3.6. Allgemeines zur statistischen Auswertung

Die statistische Auswertung umfasste deskriptive, vergleichende und analytische Methoden.
Die beschreibenden Teile der Ergebnispräsentation beinhalten Tabellen und Graphiken mit Häufigkeitsverteilungen, Gruppenvergleichen und Verlaufsdarstellungen. Dabei wurden vorzugsweise Mediane verwendet, da Lebensualitätswerte auf ordinalen Daten beruhen. Im Gegensatz hierzu verwenden die bisher veröffentlichten Lebensqualitätsstudien meist Mittelwerte, gehen also im Sinne einer Vereinfachung der Auswertung von einer Normalverteilung der Lebensqualitätswerte aus. Um eine Vergleichbarkeit zu gewährleisten, kommen in der vorliegenden Arbeit deshalb auch Mittelwerte bei den einzelnen Skalen zur Anwendung.
Vergleichende statistische Methoden erfolgten zur Berechnung von Stärke und Richtung des Zusammenhangs von zwei Variablen. Dabei wurden zwei Assoziationsmaße berechnet. Entsprechend des Ordinalskalenniveaus der Lebensqualitätsdaten kam zum einen der Rang-Korrelationskoeffizient Rho nach Spearman zur Anwendung, der bestimmt, ob und wie stark ein monotoner Zusammenhang zwischen den beiden Variablen existiert. Zum anderen wurde der Korrelationskoeffizient nach Pearson berechnet, der sich auf metrische, annähernd normalverteilte Daten bezieht und den linearen Zusammenhang zweier Parameter

bestimmt. Da die Lebensqualitätsmessungen an den einzelnen Zeitpunkten nicht unabhängig voneinander waren, konnten keine Korrelationen über den gesamten Zeitraum hinweg gebildet werden. Sie mussten an jedem Zeitpunkt extra berechnet werden. In der Interpretation wurden Korrelationen mit einem Absolutbetrag des Koeffizienten < 0,5 als geringe, < 0,7 als mittlere, < 0,9 als hohe und > 0,9 als sehr hohe Korrelationen eingestuft. Positive Koeffizienten beschreiben einen gleichsinnigen Zusammenhang zweier Variablen, negative gegensinnige Beziehungen.

Zur Untersuchung von Veränderungen der Parameter wurden nicht-parametrische, ein- und zweifaktorielle Analysen für Daten mit Messwiederholungen herangezogen. Einfaktorielle Analysen prüfen, ob sich die Parameter über die Zeit verändern. Zweifaktorielle Analysen wurden verwendet, um den Einfluss eines unabhängigen Faktors (Gruppeneffekt) und den Einfluss des abhängigen Faktors Zeit (Zeiteffekt) auf die Veränderungen des interessierenden Merkmals aufzudecken und Wechselwirkungen zwischen Gruppenfaktor und Zeit festzustellen. Voraussetzung zur Auswertung von longitudinalen Daten und zur Anwendung dieser Varianzanalysen war ein vollständiger und lückenloser Datensatz. Zur Analyse von Unterschieden zwischen zwei unabhängigen Gruppen wurde der Mann-Whitney-Test eingesetzt. Dieser setzt ordinalskalierte Werte voraus.

Das Signifikanzniveau wurde mit $\alpha = 0,05$ festgelegt. Es fanden auch Trends ($\alpha < 0,1$) Beachtung, sofern sie in einem nachvollziehbaren Zusammenhang auftraten. Die computergestützte Auswertung erfolgte mit den Statistikprogrammen SPSS und SAS.

4. Ergebnisse

4.1. Betrachtung des Patientenkollektivs und des Datenmaterials
4.1.1. Beschreibung der Stichprobe

Von den 44 Patienten, die in die AMLCG-Studie eingeschlossen wurden, konnten 33 für die Lebensqualitätsstudie rekrutiert werden. Die anderen elf Leukämiekranken verneinten eine Teilnahme oder waren vor der ersten Kontaktaufnahme bereits verstorben. Von den 33 in die Lebensqualitätsstudie eingeschlossenen Patienten verstarben elf (33,3%) während des Erhebungszeitraumes. Von elf Patienten (33,3%) konnten bis zum Ende der Untersuchung Daten gesammelt werden. Weitere elf Patienten (33,3%) brachen die Befragung im Verlauf ab.
Drei Studienteilnehmer (9%) fühlten sich in ihrer augenblicklichen Lage durch die vielen Untersuchungen und Unterredungen zum therapeutischen Vorgehen so beansprucht, dass sie keine Fragebögen mehr ausfüllen wollten. Weitere drei Patienten (9%) gaben als Grund für ein Abbrechen der Studie eine desolate körperliche und psychische Verfassung an. Als weiterer Grund für den Abbruch von fünf Studienteilnehmern (15,2%) sind organisatorische Probleme zu nennen, die dazu führten, dass der Messzeitpunkt nicht exakt eingehalten werden konnte oder der Kontakt zum Patienten ganz abriss.
Von fünf Erkrankten (15,2%) konnten die Fragebögen nicht kontinuierlich erhoben werden. Zwei Patienten waren zum Zeitpunkt der initialen Lebensqualitätsmessung (T1) nicht in der Lage, einen Fragebogen auszufüllen. Als sich ihr Zustand besserte, waren sie bereit, an der Studie mitzuwirken. Eine andere Patientin war an den Zeitpunkten T2 und T3 in so schlechter Verfassung, dass sie keine Angaben zu ihrer Lebensqualität machen konnte. Für zwei Patienten lagen aufgrund organisatorischer Probleme keine durchgängig erhobenen Daten vor.

Insgesamt konnten von den 33 Studienteilnehmern 138 Fragebögen gesammelt werden, deren Verteilung auf die definierten Messzeitpunkte in der nachstehenden Tabelle dargestellt ist.

Tabelle 4-1 Verteilung aller erhobenen Fragebögen auf die jeweiligen Messzeitpunkte

Befragungszeitpunkt	T1	T2	T3	T4	T5	T6	T7	T8	T9	T10	insgesamt
Fragebogenanzahl	31	24	20	20	18	11	7	4	2	1	138

4.1.2. Soziodemographische Daten und Genese der Leukämie

Zur Beschreibung des Patientenkollektivs wurden soziodemographische Daten, speziell die Altersstruktur und die Geschlechterverteilung herangezogen. In der Tabelle 4-2 ebenfalls ersichtlich, sind die Angaben über das Vorliegen einer primären oder sekundären Genese der akuten myeloischen Leukämie. Im Patientenkollektiv überwogen Frauen und Personen unter 60 Jahren. Zwei Drittel der Untersuchten hatten eine primäre Form der Leukämie.

Tabelle 4-2 Verteilung der Patienten nach Alter, Geschlecht und Genese

N	33
Alter in Jahren	
Mittelwert	52
Median	57
Bereich	25 – 68
Anzahl (Prozent) der Patienten < 60 Jahren	21 (63,6%)
Anzahl (Prozent) der Patienten >= 60 Jahren	12 (36,4%)
Geschlecht Anzahl (Prozent)	
weiblich	18 (54,5%)
männlich	15 (45,5%)
Genese Anzahl (Prozent)	
primär	22 (66,7%)
sekundär	11 (33,3%)

4.1.3. Verteilung der Patienten bezüglich der Therapieform

Von den 33 Patienten erhielten 28 ausschließlich Chemotherapie, fünf wurden zusätzlich transplantiert. Einem wurden autologe und den vier anderen allogene Stammzellen transplantiert. Bei zwei Patienten, die bezüglich der Leukämie remittierten, wurde im Anschluss an die Chemotherapie eine Transplantation mit HLA-kompatiblem Familienspendermaterial vorgenommen. Die beiden anderen wurden nach der Induktionstherapie allogen transplantiert, da entweder eine Blastenpersistenz oder eine persistierende Knochenmarksaplasie vorlag. Für beide Patienten war eine Entlassung aus der Klinik zwischen den Therapieabschnitten nicht möglich. Der Fragebogen T3 wurde zur Aufnahme und der Fragebogen T4 bei Entlassung nach der Transplantation ausgefüllt. Insgesamt wurden von transplantierten Patienten 22 Fragebögen erhoben.

4.2. Ranglisten des *K-Score* für die Zeitpunkte T1 bis T4

Mit dem *K-Score* konnten an den einzelnen Messzeitpunkten während des Klinikaufenthaltes die im Vordergrund stehenden Patientenbefunde ermittelt werden. Tabelle 4-3 gibt die Fallzahlen an. In den Tabellen 4-4 bis 4-7 werden die Befunde jeweils in zwei nebeneinanderstehenden Ranglisten dargestellt. Links stehen die Befunde nach ihrer Schwere geordnet. Die Zahl in der rechten Spalte dieser Tabelle gibt die Summe an, die sich aus den Punkten aller Patienten mit dem Befund ergab. Rechts sind die Befunde nach der Anzahl der Patienten angeordnet.

Tabelle 4-3 Anzahl der ermittelten *K-Score*-Werte an den ersten vier Messzeitpunkten

Messzeitpunkt	T1	T2	T3	T4
n	23	24	19	18

Tabelle 4-4 K-Score-Ranglisten an T1

Befund	Schwere des Befundes	Befund	Anzahl der Patienten mit diesem Befund
Fatigue	26	Fatigue	21
ängstlich-depressives Syndrom	16	ängstlich-depressives Syndrom	15
Fieber	14	Fieber	14
Schmerzen	13	Pneumonie	10
Pneumonie	11	Schmerzen	10
Übelkeit/Erbrechen/Inappetenz	9	Übelkeit/Erbrechen/Inappetenz	8
Epistaxis	9	Konzentrationsstörungen	8
Stomatitis	8	Epistaxis	8
Konzentrationsstörungen	8	hämorrhagische Diathese	7
Bewegungseinschränkungen	8	Schlafstörungen	7
hämorrhagische Diathese	7	Stomatitis	6
Schlafstörungen	7	Hypertonie	6
Allergie	6	Bewegungseinschränkungen	6
Hypertonie	6	Schwindel, Synkope	5
Schwindel, Synkope	5	Allergie	5
Hautveränderungen	4	Niereninsuffizienz	4
Niereninsuffizienz	4	Zahnprobleme	4
Zahnprobleme	4	Leberschädigungen	4
Leberschädigungen	4	Hautveränderungen	3
Sinusitis	4	Sinusitis	3
Entzündungen von Rachen, Speiseröhre und Magen	2	Entzündungen von Rachen, Speiseröhre und Magen	2
Arzneimittelunverträglichkeit	2	Arzneimittelunverträglichkeit	2
Enterokolitis	2	Enterokolitis	2
Follikulitis, Abszess	2	Follikulitis, Abszess	2
Sepsis	2	Sepsis	2
Herzinsuffizienz	2	Herzinsuffizienz	2
Milzveränderungen	2	Milzveränderungen	2
Lähmungen	2	Sensibilitätsstörungen	2
Sensibilitätsstörungen	2	Entzündungen der Geschlechtsorgane	1
Entzündungen der Geschlechtsorgane	1	Diabetes mellitus Typ II	1
Diabetes mellitus Typ II	1	Gewichtsverlust	1
Gewichtsverlust	1	Herzrhythmusstörungen	1
Herzrhythmusstörungen	1	thorakale Schmerzen	1
thorakale Schmerzen	1	TIA	1
TIA	1	Lähmungen	1

Zum Messzeitpunkt T1 litten 91% der Leukämiekranken unter Müdigkeit und Schwäche. 65% gaben Ängste an oder fühlten sich hoffnungslos. Fieber lag bei 61% der Patienten vor. Schmerzen und Lungeninfektionen standen bei je 43% der Betroffenen im Vordergrund. Über Übelkeit, Erbrechen und Appetitlosigkeit klagten 38%. Blutungsneigungen mit Nasenbluten und blauen Flecken zeigten sich bei 33% der Patienten.

Tabelle 4-5 *K-Score*-Ranglisten an T2

Befund	Schwere des Befundes	Befund	Anzahl der Patienten mit diesem Befund
Fieber	39	Fieber	24
Übelkeit/Erbrechen/Inappetenz	30	Fatigue	23
Pneumonie	28	Übelkeit/Erbrechen/Inappetenz	22
Stomatitis	26	Schmerzen	17
Schmerzen	23	Stomatitis	16
Fatigue	23	parenterale Ernährung	16
Hautveränderungen	19	Pneumonie	15
Knochenmarkstörungen	18	Arzneimittelunverträglichkeit	15
ängstlich-depressives Syndrom	17	Hautveränderungen	14
parenterale Ernährung	16	Gewichtsverlust	14
Arzneimittelunverträglichkeit	15	ängstlich-depressives Syndrom	14
Enterokolitis	14	Schlafstörungen	14
Gewichtsverlust	14	Knochenmarkstörungen	11
Schlafstörungen	14	Niereninsuffizienz	11
Leberveränderungen	12	Enterokolitis	10
Entzündungen von Rachen, Speiseröhre und Magen	11	Konzentrationsstörungen	10
Niereninsuffizienz	11	Entzündungen von Rachen, Speiseröhre und Magen	9
Konzentrationsstörungen	10	Leberveränderungen	8
Bewegungseinschränkungen	9	Bewegungseinschränkungen	7
Sepsis	6	Sepsis	6
Hypertonie	6	Hypertonie	6
Schwindel, Synkope	5	Schwindel, Synkope	5
Entzündungen der Geschlechtsorgane	5	Allergie	5
Follikulitis, Abszess	5	Herzinsuffizienz	5
Allergie	5	Transfusionszwischenfall	4
Herzrhythmusstörungen	5	Follikulitis, Abszess	4

Befund	
Herzinsuffizienz	5
Transfusionszwischenfall	4
Diabetes mellitus Typ II	4
thorakale Schmerzen	4
hämorrhagische Diathese	4
Milzveränderungen	4
Sensibilitätsstörungen	4
Sinusitis	3
Krampfanfälle, akutes zerebelläres Syndrom	2
TIA	2
Lähmungen	2
Epistaxis	1

Befund	
Herzrhythmusstörungen	4
hämorrhagische Diathese	4
Sensibilitätsstörungen	4
Entzündungen der Geschlechtsorgane	3
Diabetes mellitus Typ II	3
thorakale Schmerzen	3
Sinusitis	2
Milzveränderungen	2
TIA	2
Epistaxis	1
Krampfanfälle, akutes zerebelläres Syndrom	1
Lähmungen	1

Nach der Induktionstherapie traten die meisten Beschwerden auf. Alle der untersuchten 24 Patienten entwickelten Fieber, z. T. über einen längeren Zeitraum persistierend, wie in der linken Tabelle an der Schwere des Befundes „Fieber" abgelesen werden kann. Fatigue lag bei 96% der Patienten vor. 92% litten an Übelkeit, Erbrechen und Inappetenz. 71% gaben Schmerzen an. 67% wiesen Schleimhautschäden im Mundbereich auf und mussten parenteral ernährt werden. 63% der Patienten entwickelten eine Pneumonie, bei 46% wurde eine Pilzpneumonie diagnostiziert. Zu Arzneimittelunverträglichkeiten kam es bei 63% der Patienten, meist in Form von Hautexanthemen oder einer Niereninsuffizienz. Gewichtsverluste, Schlafstörungen und ein ängstlich-depressives Syndrom lagen jeweils bei 58% der Befragten vor.

Tabelle 4-6 *K-Score*-Ranglisten an T3

Befund	Schwere des Befundes
Pneumonie	16
Fatigue	14
Übelkeit/Erbrechen/Inappetenz	10

Befund	Anzahl der Patienten mit diesem Befund
Fatigue	14
ängstlich-depressives Syndrom	10
Pneumonie	9

ängstlich-depressives Syndrom	10
Schlafstörungen	9
Knochenmarkstörungen	7
Schmerzen	7
Fieber	6
Bewegungseinschränkungen	6
Leberveränderungen	5
Allergie	4
Hypertonie	4
parenterale Ernährung	4
Hautveränderungen	3
Konzentrationsstörungen	3
Schwindel, Synkope	2
Entzündungen der Geschlechtsorgane	2
Diabetes mellitus Typ II	2
Lähmungen	2
Entzündungen von Rachen, Speiseröhre und Magen	1
Follikulitis, Abszess	1
Gewichtsverlust	1
Niereninsuffizienz	1
Sensibilitätsstörungen	1

Schlafstörungen	9
Übelkeit/Erbrechen/Inappetenz	6
Fieber	5
Schmerzen	5
Bewegungseinschränkungen	5
Knochenmarkstörungen	4
Leberveränderungen	4
Allergie	4
Hypertonie	4
parenterale Ernährung	4
Konzentrationsstörungen	3
Schwindel, Synkope	2
Hautveränderungen	2
Diabetes mellitus Typ II	2
Entzündungen von Rachen, Speiseröhre und Magen	1
Entzündungen der Geschlechtsorgane	1
Follikulitis, Abszess	1
Gewichtsverlust	1
Niereninsuffizienz	1
Lähmungen	1
Sensibilitätsstörungen	1

Bei Wiederaufnahme ins Krankenhaus nach der ca. dreiwöchigen häuslichen Erholungsphase hatten die Patienten, im Vergleich zu den anderen drei Zeitpunkten, die wenigsten Symptome. 47% der 19 Untersuchten litten an einer Pilzpneumonie. Fatigue trat bei 74%, ein ängstlich-depressives Beschwerdebild bei 53% und Schlafstörungen bei 47% der Patienten auf. Appetitlosigkeit mit Übelkeit und auch Erbrechen machten 32% der Erkrankten zu schaffen. Schmerzen, Fieber und Einschränkungen der Beweglichkeit lagen bei je 26% der Studienteilnehmer vor. Vier Patienten, das sind 21% aller Patienten, litten zu diesem Zeitpunkt unter schwerwiegenden Störungen des Knochenmarks in Form einer prolongierten Zytopenie, einer persistierenden Aplasie oder einer Blastenpersistenz.

Tabelle 4-7 *K-Score*-Ranglisten an T4

Befund	Schwere des Befundes
Fieber	18
Pneumonie	18
Übelkeit/Erbrechen/Inappetenz	16
Schmerzen	14
Stomatitis	14
Fatigue	12
Hautveränderungen	11
ängstlich-depressives Syndrom	11
Bewegungseinschränkungen	9
Knochenmarkstörungen	8
Enterokolitis	8
Gewichtsverlust	8
Schlafstörungen	8
Leberveränderungen	7
Konzentrationsstörungen	7
Follikulitis, Abszesse	5
parenterale Ernährung	5
Allergie	4
Hypertonie	4
akute GvHD	4
Transfusionszwischenfall	3
Entzündungen der Geschlechtsorgane	3
Arzneimittelunverträglichkeit	3
Herzinsuffizienz	3
Lähmungen	3
Schwindel, Synkope	2
Entzündungen von Rachen, Speiseröhre und Magen	2
Sepsis	2
Diabetes mellitus Typ II	2
Herzrhythmusstörungen	2
Krampfanfälle, akutes cerebelläres Syndrom	2
TIA	2
Sensibilitätsstörungen	2
Sinusitis	1

Befund	Anzahl der Patienten mit diesem Befund
Fieber	13
Fatigue	12
Übelkeit/Erbrechen/Inappetenz	12
ängstlich-depressives Syndrom	11
Schmerzen	10
Pneumonie	10
Knochenmarkstörungen	8
Stomatits	8
Hautveränderungen	8
Schlafstörungen	8
Gewichtsverlust	7
Konzentrationsstörungen	7
Bewegungseinschränkungen	7
Leberveränderungen	5
Enterokolitis	5
Follikulitis, Abszesse	5
parenterale Ernährung	5
Allergie	4
Hypertonie	4
Transfusionszwischenfall	3
Arzneimittelunverträglichkeit	3
Herzinsuffizienz	3
Schwindel, Synkope	2
Entzündungen von Rachen, Speiseröhre und Magen	2
Entzündungen der Geschlechtsorgane	2
Sepsis	2
Diabetes mellitus Typ II	2
Herzrhythmusstörungen	2
akute GvHD	2
TIA	2
Lähmungen	2
Sensibilitätsstörungen	2
Sinusitis	1
Niereninsuffizienz	1

Nach der Konsolidierungstherapie hatten 72% der Erkrankten Fieber. Unter Fatigue, Übelkeit, Erbrechen und Inappetenz litten je 67%. Schmerzen und Lungeninfektionen zeigten sich bei jeweils 56%, während 61% der Befragten ein ängstlich-depressives Beschwerdebild erkennen ließen. 44% der Patienten hatten eine Stomatitis oder eine Knochenmarkstörung.

Zusammenfassend über alle vier Zeitpunkte der stationären Phase sind im nachstehenden Diagramm die neun am häufigsten genannten Befunde mit ihren Prozentanteilen im gesamten Patientenkollektiv dargestellt.

Diagramm 4-1 Prozentanteile der häufigsten Befunde an Zeitpunkten T1 bis T4

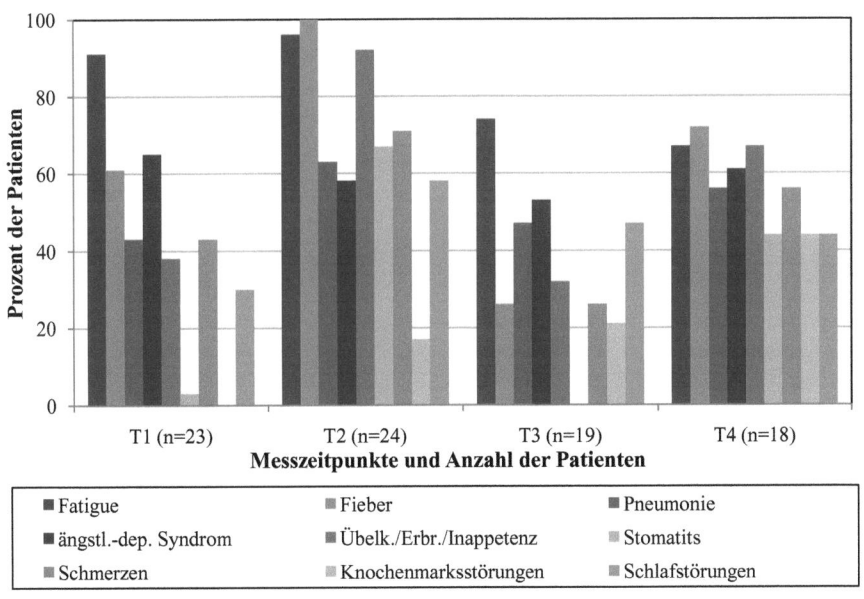

An den Zeitpunkten T2 und T4 kam es zu einem gehäuften Auftreten von Fieber, Übelkeit, Erbrechen und Inappetenz sowie Schmerzen und Stomatiden. Die Fatigue-Symptomatik war im Verlauf der stationären Therapiephase rückläufig.

Der Anteil der Patienten mit Knochenmarkstörungen, im Sinne einer prolongierten Zytopenie, persistierenden Aplasie oder Blastenpersistenz, nahm mit der Zeit zu.

4.3. Veränderungen der Parameter im Verlauf
4.3.1. Verlauf der Lebensqualitätsskalen

Die folgenden drei Diagramme zeigen in deskriptiver Weise die Veränderungen der Lebensqualitätsskalen im Verlauf. In Klammern ist die Anzahl der vorhandenen Fragebögen an den einzelnen Zeitpunkten angegeben. Zum Verständnis der Abkürzungen siehe auch Tabelle 3-1.

Diagramm 4-2 Mittelwerte der Funktionsskalen des QLQ-C30 im Verlauf

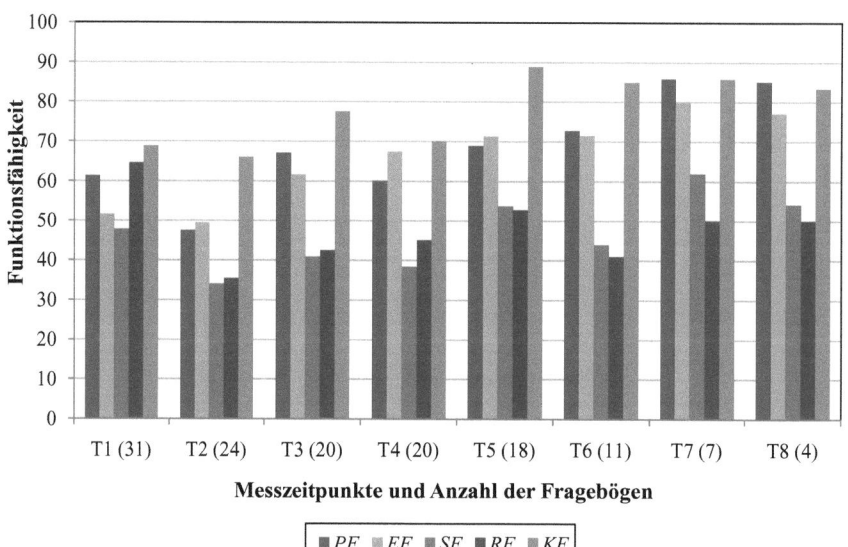

Am Zeitpunkt T2 fielen im Vergleich mit den anderen Zeitpunkten die Werte aller Funktionsskalen am niedrigsten aus. Als die am stärksten einschränkten Skalen

stellten sich die *soziale Funktionsfähigkeit [SF]* und in die *Rollenfunktionsfähigkeit [RF]* heraus. Beide Bereiche waren sowohl im stationären Setting (T1-T4) als auch während der ambulanten Phase (ab T5) deutlich reduziert. Die *emotionale Funktionsfähigkeit [EF]* hatte an den Zeitpunkten T1 und T2 ihre niedrigsten Werte und stieg dann im weiteren Verlauf beständig an. Die *physische Funktionsfähigkeit [PF]* wurde von den Befragten an den Zeitpunkten T2 und T4 am niedrigsten eingeschätzt. Im ambulanten Therapieabschnitt verbesserte sich dieser Funktionsbereich. Die *kognitive Funktionsfähigkeit [KF]* zeigte sich durch die Leukämie und ihre Therapie am wenigsten eingeschränkt. Den höchsten Wert nahm sie an T5 an, dem ersten Messzeitpunkt außerhalb des Krankenhauses.

Diagramm 4-3 Mittelwerte der Symptomenskalen des QLQ-C30 im Verlauf

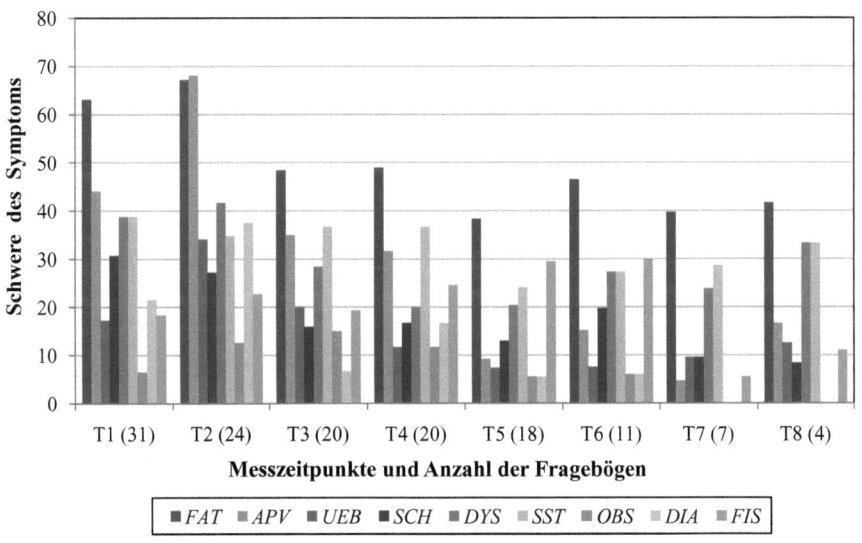

Fatigue [FAT] stellte sich als das schwerwiegendste Symptom heraus, sowohl während des Klinikaufenthaltes, als auch, trotz leichter Besserung, während der ambulanten Erhaltungsphase. Einzig an T2 nahm ein anderes Symptom, der *Appetitverlust [APV]*, einen höheren Wert an. Die Skala *Übelkeit/Erbrechen*

[UEB] hatte ihren höchsten Ausschlag ebenfalls bei T2. Im weiteren Verlauf nahmen die Werte für *Appetitverlust* und *Übelkeit/Erbrechen* ab. *Schmerzen [SCH]* spielten vor allem während des ersten stationären Aufenthalt (T1 und T2) eine Rolle. Zieht man die Mittelwerte aller Symptomenskalen über den gesamten Beobachtungszeitraum hinzu, ergab sich der höchste Wert mit 42,1 für *Fatigue*, an zweiter Stelle lagen *Schlafstörungen [SST]* mit 27,7 und an dritter Stelle *Dyspnoe [DYS]* mit 26,7. Während des zweiten Krankenhausaufenthaltes (T3 und T4) lagen die Werte für *Schlafstörungen* gleich hinter denen für *Fatigue*. Die Werte für *Dyspnoe* waren im Vergleich zur Induktionsphase bei der Konsolidierungsphase reduziert. *Obstipation [OBS]* spielte keine große Rolle, *Diarrhoe [DIA]* nur an den Zeitpunkten T1, T2 und T4.

Das nachfolgende Diagramm 4-4 stellt die Mittelwerte der drei Globalmaße der Lebensqualitätsmessung in ihrem Verlauf dar. Alle zehn Messzeitpunkte wurden erfasst.

Diagramm 4-4 Mittelwerte der drei Globalmaße im Verlauf

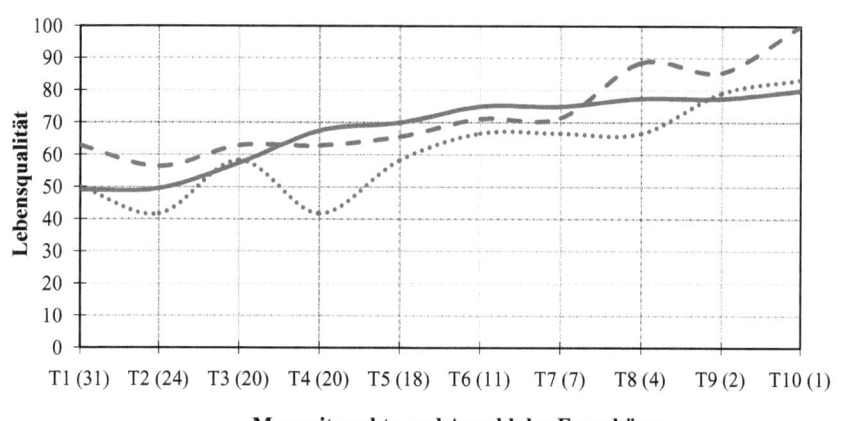

Der Verlauf der drei Globalmaße zeigt, dass sich die Lebensqualität mit zunehmender Zeit nach Diagnosestellung verbesserte. Am Absinken der Werte von T1 nach T2 und von T3 nach T4 erkennt man die beiden belastenden Klinikaufenthalte, am Ansteigen von T2 nach T3 den dazwischenliegenden Aufenthalt im häuslichen Bereich. Am anschaulichsten gab die *globale Lebensqualität [GLQ]* diese Wellenbewegung wieder. Sie zeigte im Vergleich zu den beiden anderen Globalmaßen eine größere Schwingungsamplitude während der stationären Phase. Die drei „Lebensqualitätslinien" liefen bis T7 einigermaßen parallel, wobei der *VAS-Wert* von T3 nach T4 deutlich abwich.

Die Lebensqualitätsdaten der überlebenden Patienten wurden an den Zeitpunkten T4, T5 und T6 jeweils mit den Werten an T1 verglichen. Fortlaufende Fragebogensätze lagen an T4 für 16, an T5 für elf und an T6 für zehn Patienten vor. Zum Zeitpunkt T4, dem Ende der stationären Phase, waren noch keine statistisch signifikanten Veränderungen im Vergleich zu den Werten von T1 ersichtlich. Anders sah es drei Monate nach Entlassung (T5) aus. Statistisch hochsignifikant hatte sich der *VAS-Wert* (p=0,01) verbessert, die Skalen *Fatigue [FAT]* (p=0,05) und *Appetitverlust [APV]* (p=0,001) zeigten signifikant niedrigere Werte. Für die *kognitive Funktionsfähigkeit [KF]* und die *Rollenfunktionsfähigkeit [RF]* konnten statistische Trends nachgewiesen werden, wobei sich der Wert der *kognitiven Funktionsfähigkeit [KF]* verbesserte und der Wert der *Rollenfunktionsfähigkeit [RF]* absank. An T6 waren statistisch hochsignifikante Verbesserungen erkennbar für den *VAS-Wert* (p=0,003), die *GLQ* (p=0,01) und die *kognitive Funktionsfähigkeit [KF]* (p=0,005). Für die Skala *Appetitverlust [APV]* ergab sich ein statistisch hochsignifikant (p=0,001) niedrigerer Wert. An der Skala *Fatigue [FAT]* war zu diesem Zeitpunkt nur ein statistischer Trend (p=0,08) im Sinne einer Abnahme auszumachen. Ein weiterer statistischer Trend (p=0,09) ließ sich für die Verschlechterung der *Rollenfunktionsfähigkeit [RF]* feststellen. In den folgenden zwei Diagrammen sind alle statistisch signifikanten Veränderungen im Verlauf dargestellt.

Diagramm 4-5 Signifikante Lebensqualitätsunterschiede im Verlauf von T1 bis T5 (n=11)

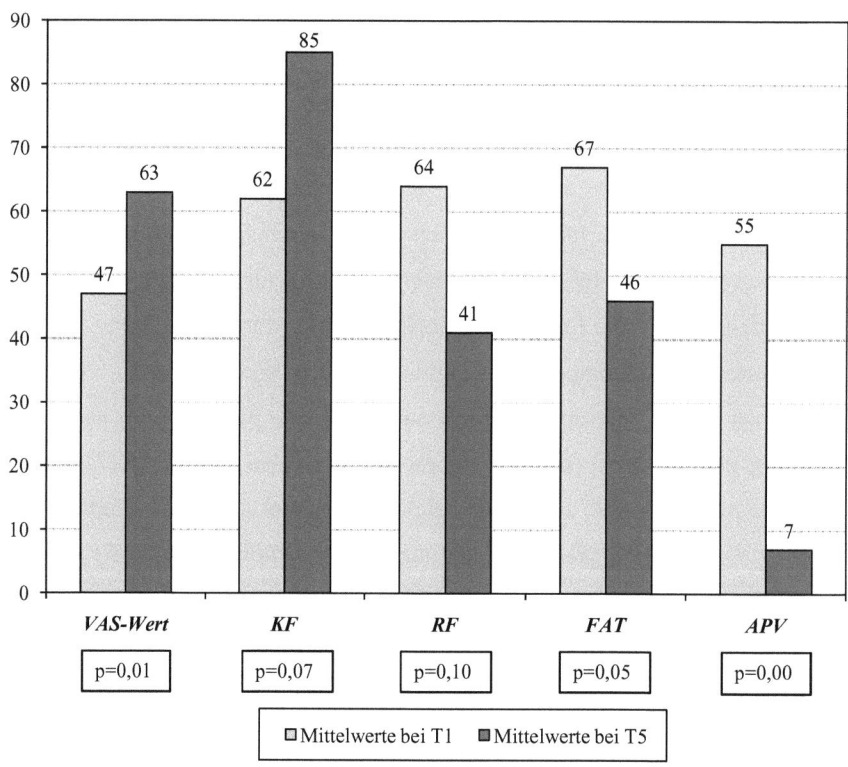

Diagramm 4-6 Signifikante Lebensqualitätsunterschiede im Verlauf von T1 bis T6 (n=10)

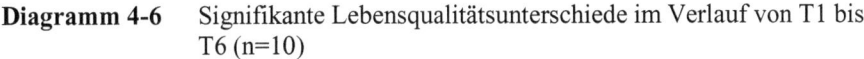

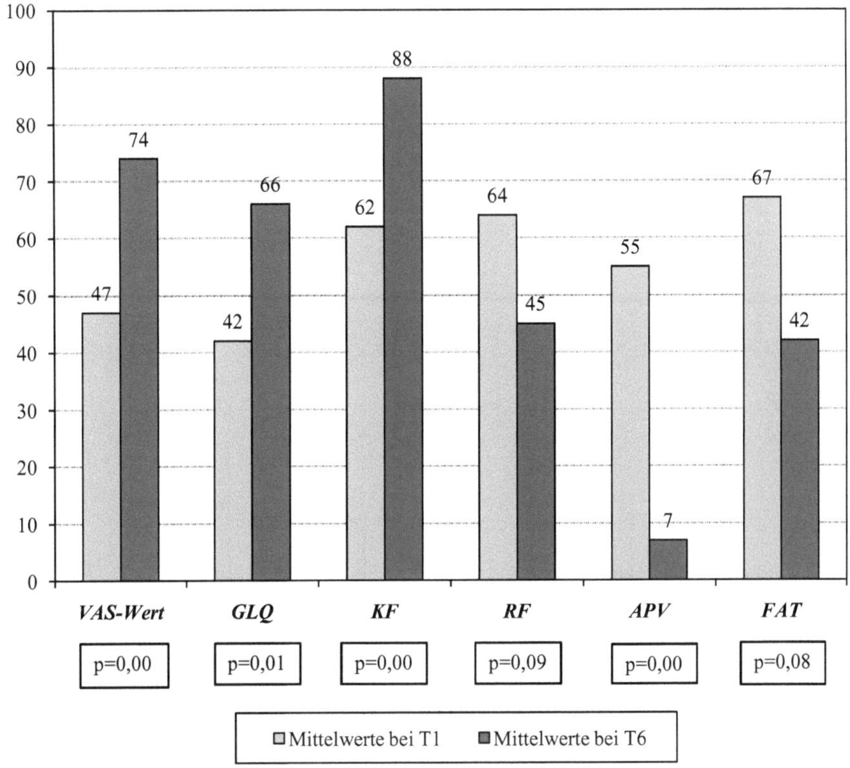

4.3.2. Verlauf des *K-Score*

An dem unten dargestellten Diagramm erkennt man, dass die Patienten bei der stationären Aufnahme relativ wenig Beschwerden (= niedriger *K-Score*) hatten und während des ersten Krankenhausaufenthaltes die meisten Befunde entwickelten. Nach dem Aufenthalt zu Hause wiesen die Patienten am wenigsten Symptome auf.

Beim zweiten Klinikaufenthalt litten sie deutlich weniger an körperlichen Symptomen als beim ersten.

Diagramm 4-7 Verlauf des *K-Score* von T1 bis T4

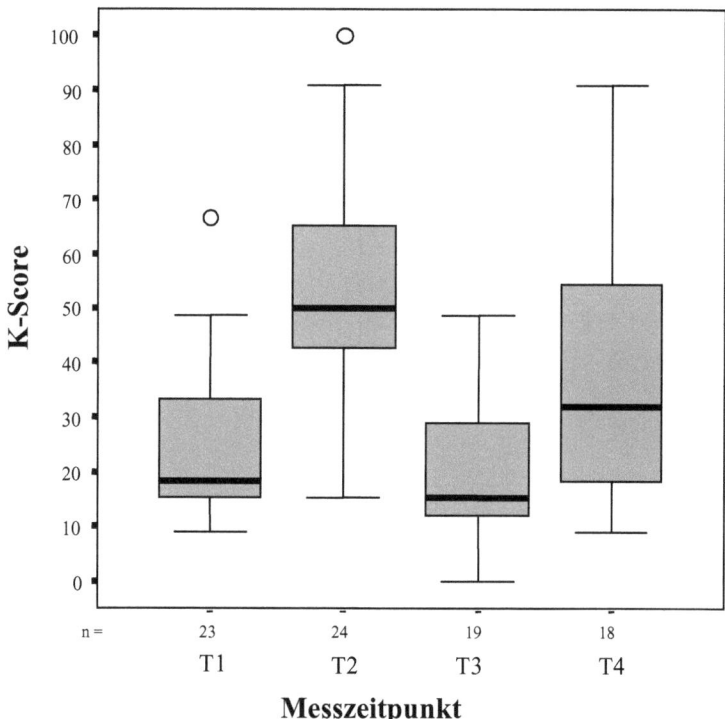

4.4. Untersuchung der erhobenen Lebensqualitätsparameter
4.4.1. Beziehungen zwischen den drei Globalmaßen

Um das Verhalten der drei Globalmaße dieser Lebensqualitätsmessung zueinander zu bestimmen, wurden alle Fragebögen bis zum Messzeitpunkt T6 herangezogen. Zunächst wurde jeder Zeitpunkt einzeln betrachtet.

Tabelle 4-8 Korrelationskoeffizienten zwischen den drei Globalmaßen

T	n	VAS und *Index*		VAS und *GLQ*		*Index* und *GLQ*	
		Pearson	Spearman	Pearson	Spearman	Pearson	Spearman
1	31	0,403*	0,501**	0,575**	0,619**	0,756**	0,728**
2	24	0,552**	0,567**	0,521**	0,523**	0,506*	0,419*
3	20	0,640**	0,715**	0,733**	0,799**	0,693**	0,617**
4	20	0,337	0,392	0,496*	0,441	0,279	0,254
5	18	0,665**	0,617**	0,634**	0,654**	0,612**	0,628**
6	11	0,797**	0,854**	0,885**	0,705*	0,551$^+$	0,431

+ Es besteht ein Trend (p<0,1).
* Die Korrelation ist auf dem Niveau von 0,05 (2-seitig) signifikant.
** Die Korrelation ist auf dem Niveau von 0,01 (2-seitig) signifikant.

Die statistisch signifikanten (p≤0,05) bis hochsignifikanten (p≤0,01) Korrelationen lagen im Allgemeinen auf einem mittleren bis hohem Niveau. Der engste korrelative Zusammenhang bestand zwischen dem *VAS-Wert* und der *GLQ*. Am Zeitpunkt T4 konnten bis auf eine Ausnahme keine Korrelationen gefunden werden.

4.4.2. Haupteinflussfaktoren innerhalb der Fragebogen-Instrumente

Bei den Berechnungen mit der GEE-Methode, bei der alle Zeitpunkte von T1 bis T6 einflossen und insgesamt 124 Fragebögen ausgewertet wurden, ergaben sich die in Tabelle 4-9 ersichtlichen Skalen des QLQ-C30-Fragebogens. Diese Skalen nahmen auf die Lebensqualitätseinschätzungen mit den drei Globalmaßen statistisch signifikanten Einfluss. Der Schätzwert macht die Stärke des Einflusses deutlich.

Tabelle 4-9 Ergebnisse der „generalized estimating equations method" (n=124)

Globalmaß	QLQ-C30 Skala	Schätzwert	p-Wert
GLQ	Fatigue [FAT]	- 0,265	0,00
	Schmerzen [SCH]	- 0,235	0,00
	soziale Funktionsfähigkeit [SF]	0,102	0,07
VAS-Wert	Fatigue [FAT]	- 0,217	0,05
	emotionale Funktionsfähigkeit [EF]	0,183	0,04
	soziale Funktionsfähigkeit [SF]	0,104	0,04
Index-Wert	physische Funktionsfähigkeit [PF]	0,290	0,00
	Rollenfunktionsfähigkeit [RF]	0,112	0,00
	Schmerzen [SCH]	- 0,158	0,00
	Schlafstörungen [SST]	- 0,111	0,00
	Appetitverlust [APV]	0,068	0,04
	Übelkeit/Erbrechen [UEB]	- 0,093	0,08

Die Beurteilung der *GLQ* war statistisch hochsignifikant von dem Vorhandensein einer *Fatigue*-Symptomatik (p=0,00) und von *Schmerzen* (p=0,00) abhängig; für die *soziale Funktionsfähigkeit* lag ein statistischer Trend (p=0,07) vor. Auf den *VAS-Wert* übten *Fatigue* (p=0,05) und die *emotionale* (p=0,04) und *soziale Funktionsfähigkeit* (p=0,04) statistisch signifikanten Einfluss aus. Die meisten beeinflussenden Skalen, noch dazu mit hoher statistischer Signifikanz, fanden sich bei der Beurteilung der Lebensqualität mit dem *Index-Wert*. Diese waren physische *Funktionsfähigkeit* (p=0,00), *Rollenfunktionsfähigkeit* (p=0,00), *Schmerzen* (p=0,00), *Schlafstörungen* (p=0,00) und *Appetitverlust* (p=0,04). Bezüglich des Vorhandenseins von *Übelkeit/Erbrechen* zeigte sich ein statistischer Trend (p=0,08).

4.5. Untersuchung biologischer und verlaufsbeschreibender Einflussfaktoren
4.5.1. Einfluss des Geschlechts

Als erstes wurden Männer und Frauen bis zum Messzeitpunkt T6 miteinander verglichen und der Verlauf der drei Globalmaße und des *K-Score* bildlich wiedergegeben. Folgende Fallzahlen lagen vor.

Tabelle 4-10 Fallzahlen der Geschlechtsverteilung in den Gruppen

	Zeitpunkt	T1	T2	T3	T4	T5	T6
n für	weiblich	17	11	8	10	9	4
Globalmaße	männlich	14	13	12	10	9	7
n für	weiblich	10	11	8	8	-	-
K-Score	männlich	13	13	11	10	-	-

Diagramm 4-8 Einfluss des Patientengeschlechtes im Verlauf

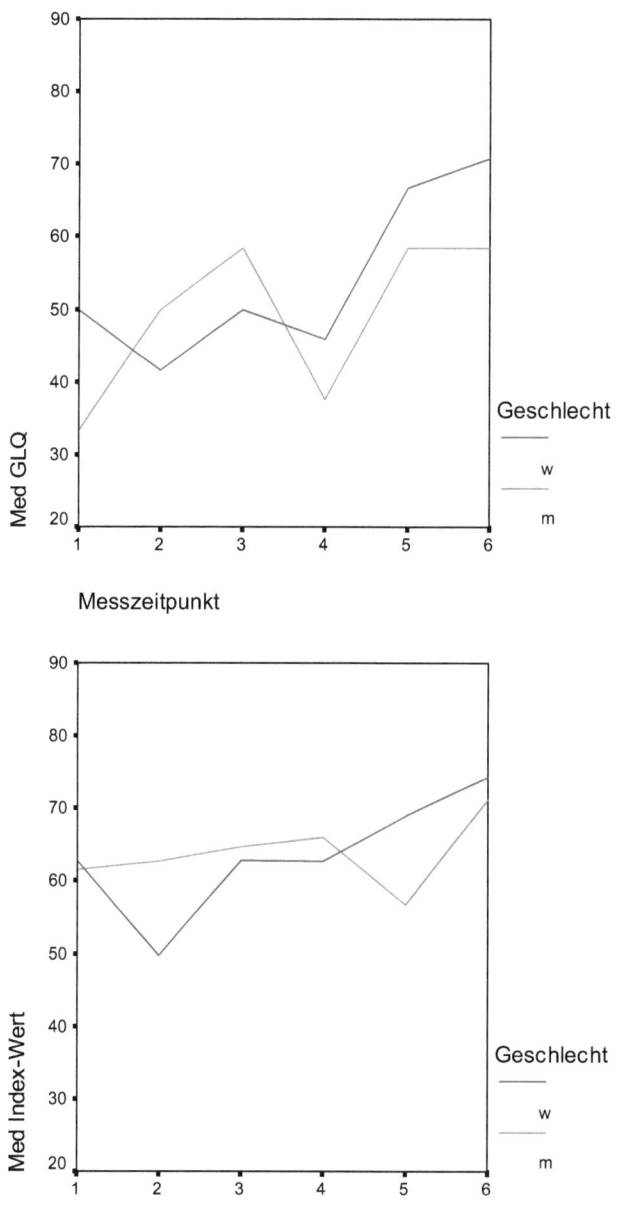

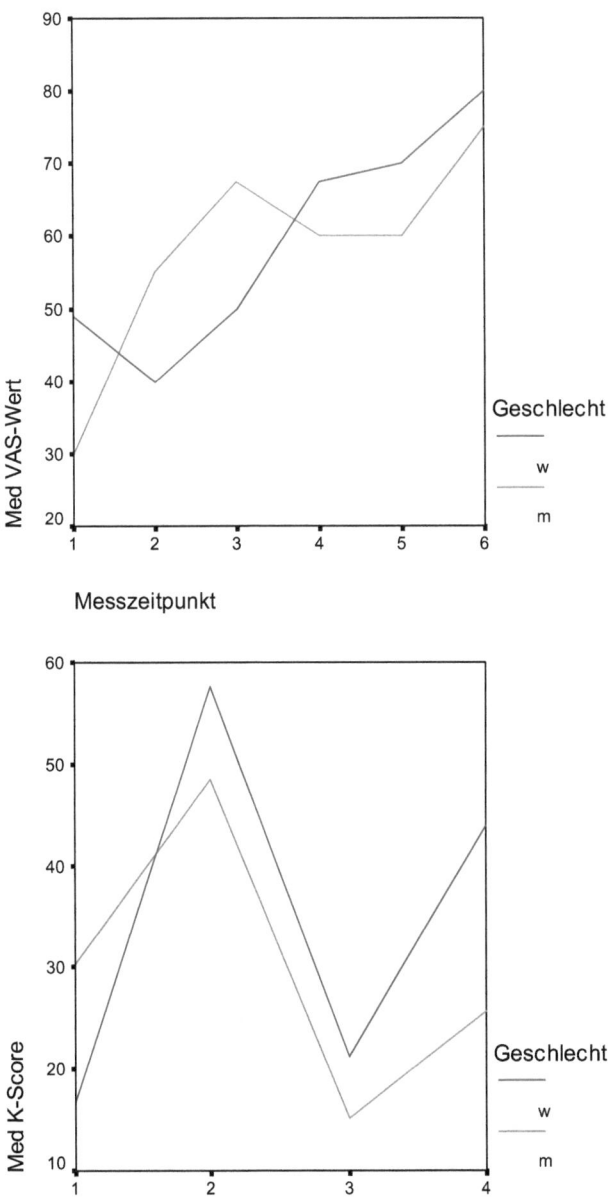

Die Lebensqualität, ausgedrückt durch alle drei Globalmaße, war bei Frauen an T1 höher. Zu den Zeitpunkten T2, T3 und beim *Index-Wert* auch noch an T4 erzielten männliche Patienten höhere Lebensqualitätswerte. Im ambulanten Setting, also an T5 und T6, berichteten hingegen wieder Frauen von einer höheren Lebensqualität. Aus dem *K-Score*-Vergleich ergab sich zum einen, dass an T1 Männer über mehr Befunde berichteten als Frauen und zum anderen, dass an den übrigen Messzeitpunkten weibliche Patienten mehr Symptome entwickelten als männliche. Diese Angaben verstehen sich als deskriptive.

Bei Männern zeigte sich bei allen drei Globalmaßen von T1 nach T2 eine Verbesserung der Lebensqualität. Im Gegensatz hierzu trat bei Frauen von T1 nach T2 eine deutliche Verschlechterung der Werte auf. Eine zweifaktorielle Analyse für wiederholte Messungen wies die statistische Signifikanz dieses Phänomens nach. Für den *Index-* und *VAS-Wert* mit einer Wahrscheinlichkeit von $p < 0,01$ und für die *GLQ* mit $p < 0,04$ stiegen die Lebensqualitätswerte bei Männern während des ersten Krankenhausaufenthaltes an und fielen bei Frauen ab.

Tabelle 4-11 Signifikante Unterschiede der Lebensqualitätsveränderungen im Verlauf von T1 nach T2 zwischen Frauen und Männern (mit Medianen der Globalmaße)

	Männer		Frauen	
	T1	T2	T1	T2
GLQ	33	50	50	41
p / n	0,04 / 47			
VAS-Wert	30	54	49	40
p / n	0,01 / 47			
Index-Wert	61	63	62	50
p / n	0,01 / 47			

4.5.2. Einfluss des Alters

Die Auswertung des Altersvergleichs umfasste die Zeitpunkte T1 bis T5. Es ergaben sich folgende Fallzahlen.

Tabelle 4-12 Fallzahlen der Altersverteilung in den Gruppen

	Zeitpunkt	T1	T2	T3	T4	T5
n für Globalmaße	Junge (<60 Jahre)	20	16	13	13	13
	Alte ($\geq$ 60 Jahre)	11	8	7	7	5
n für K-Score	Junge (<60 Jahre)	16	16	12	11	-
	Alte ($\geq$ 60 Jahre)	7	8	7	7	-

Diagramm 4-9 Einfluss des Patientenalters im Verlauf

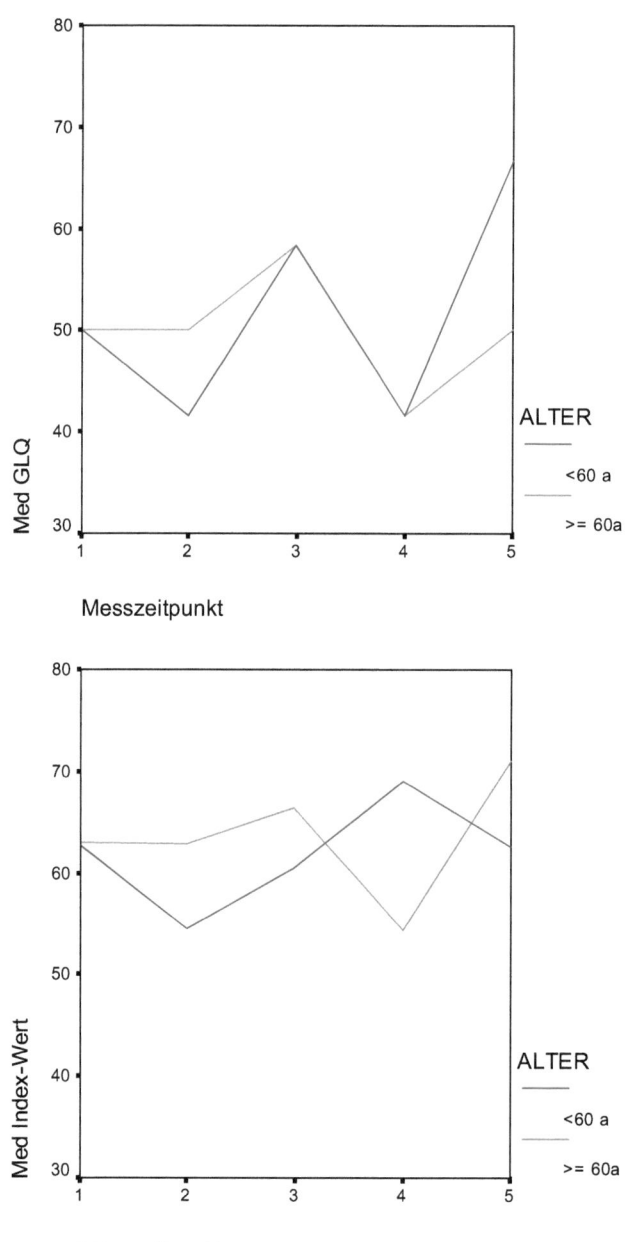

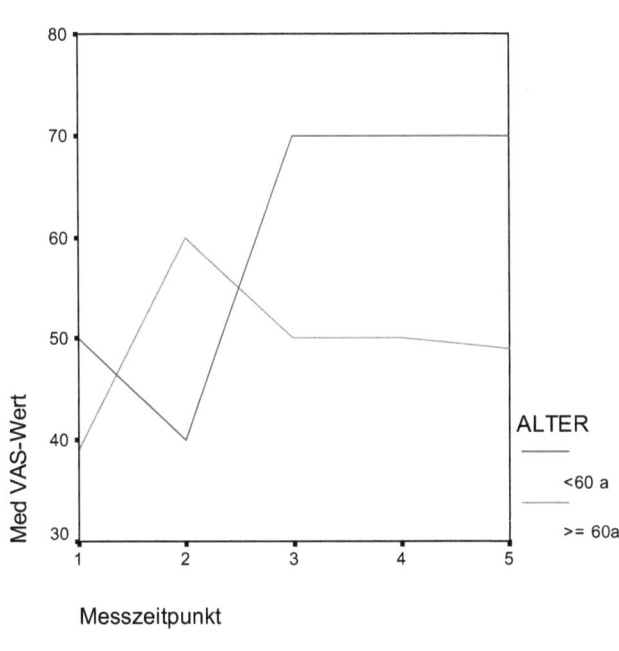

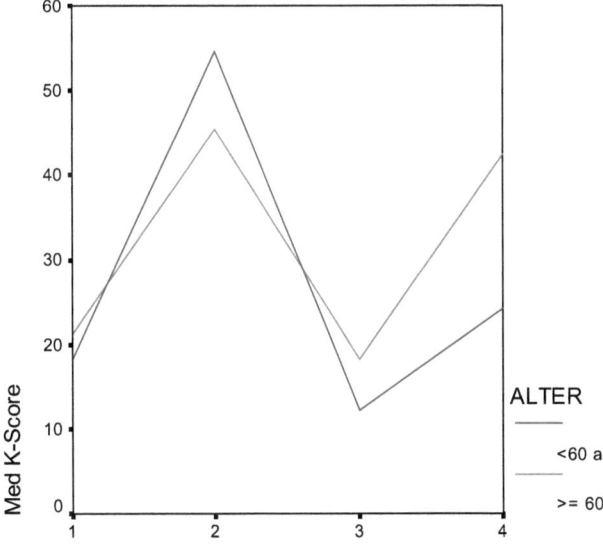

Leukämiekranke über 60 Jahre gaben nach der Induktionstherapie (T2) eine höhere Lebensqualität an als Patienten unter 60 Jahren. Für den *VAS-Wert* war dies statistisch signifikant (p=0,02; n=24). Aus dem *K-Score*-Vergleich zwischen Jungen und Alten wurde deutlich, dass jüngere Patienten in der Induktionsphase mehr Symptome und Beschwerden entwickelten als Ältere. Betrachtet man die Zeit nach der Konsolidierungstherapie (T4), waren es hingegen ältere Patienten, die sowohl mehr Befunde zeigten als auch bei zwei der drei Globalmaße niedrigere Lebensqualitätswerte angaben.

Veränderungen bei den Parametern durch den Aufenthalt im häuslichen Bereich (T2 nach T3), ergaben sich durch das Absinken des *K-Score* und der Zunahme der Lebensqualitätsmaße. Eine Ausnahme bildeten dabei ältere Patienten beim *VAS-Wert*, der bei ihnen im gleichen Zeitraum abnahm.

4.5.3. Einfluss der Leukämiegenese

Die Anzahl der Patienten mit primärer Genese war weit höher als die der Patienten mit sekundärer Genese. Der Vergleich der beiden Patientengruppen mit folgenden Fallzahlen erfolgte bis zum Zeitpunkt T5.

Tabelle 4-13 Fallzahlen der Verteilung bezüglich der Leukämiegenese in die Gruppen

	Zeitpunkt	T1	T2	T3	T4	T5
n für Globalmaße	primär	22	18	14	14	13
	sekundär	9	6	6	6	5
n für *K-Score*	primär	18	18	14	13	-
	sekundär	5	6	5	5	-

Diagramm 4-10 Einfluss der Leukämiegenese im Verlauf

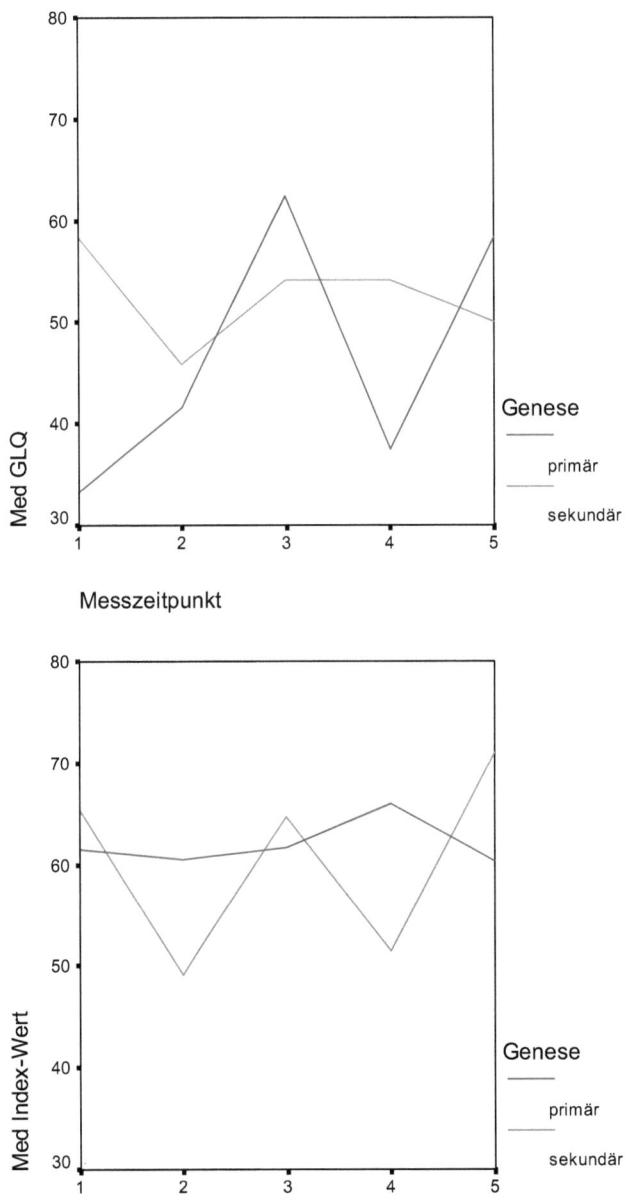

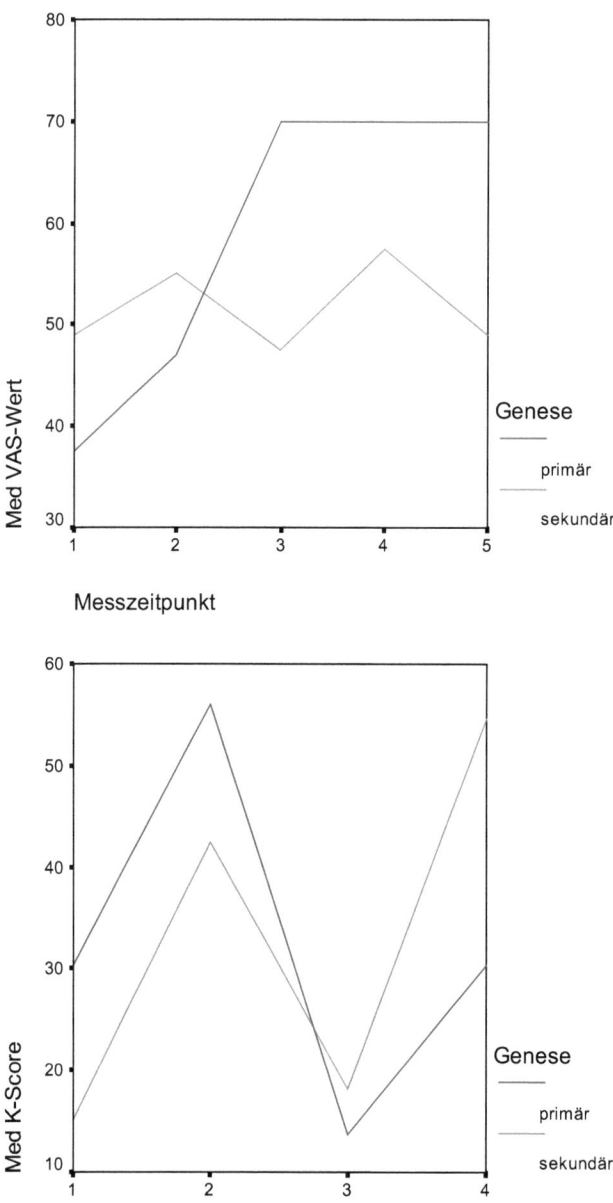

Leukämieerkrankte mit sekundärer Genese gaben bei Aufnahme ins Krankenhaus (T1) bei allen drei Globalmaßen der Lebensqualität höhere Werte an. Dies war für die *GLQ* mit einer Wahrscheinlichkeit von $p < 0,03$ (n=31) statistisch signifikant.

Wie sich in den Diagrammen zeigt, war der weitere Verlauf der Lebensqualitätsparameter uneinheitlich. Während Patienten mit primärer Leukämie beim *VAS-Wert* ab dem Zeitpunkt T3 deutlich höhere Werte angaben, war das beim *Index-Wert* und der *GLQ* nicht der Fall.

Beim *K-Score* wiesen Patienten mit primärer Genese an den ersten beiden Messpunkten mehr Befunde auf als die Vergleichsgruppe. Am Ende der stationären Phase war das umgekehrt.

4.5.4. Einfluss bei Auftreten von Blasten

Die Anzahl der Patienten mit Blasten war gering. An drei Messzeitpunkte (T2, T3 und T5) wurde verglichen. Die Fallzahlen der beiden Gruppen sind den Diagrammen zu entnehmen.

Diagramm 4-11 Einfluss des Auftretens von Blasten

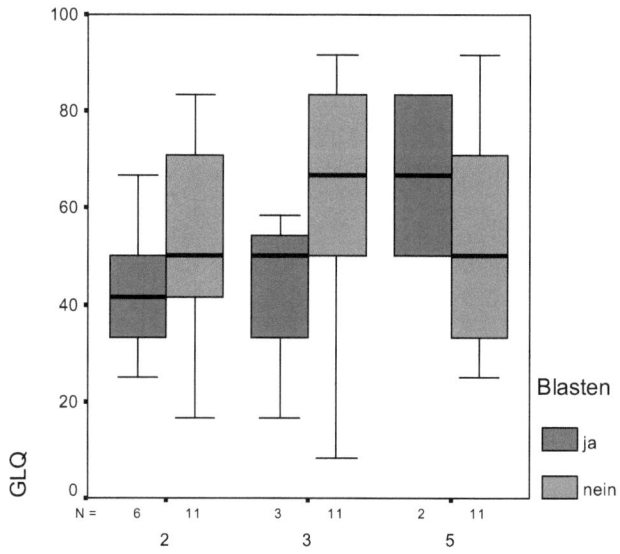

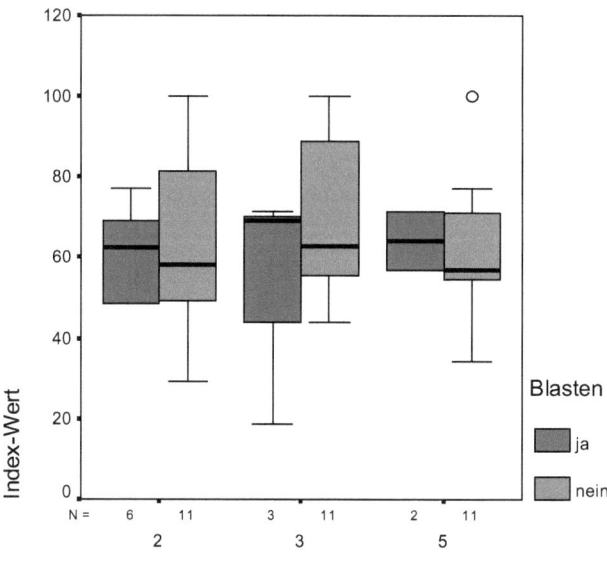

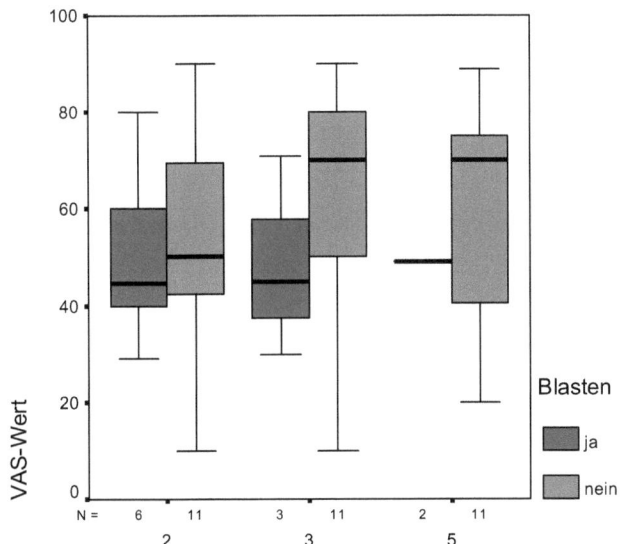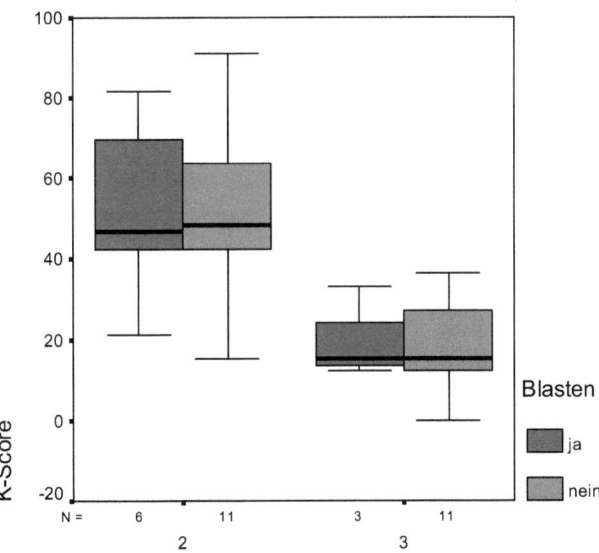

Das Vorliegen von Blasten stand nicht unmittelbar mit einem erhöhten *K-Score*, also mit vermehrt auftretenden Symptomen und Beschwerden des Patienten, in Verbindung. Bei den Lebensqualitätsparametern konnten nur geringe Unterschiede zwischen beiden Gruppen gefunden werden. Das war beim *Index-Wert* am deutlichsten zu erkennen. Die *GLQ* war an T5 sogar bei den Patienten mit Rezidiv höher. Einzig der *VAS-Wert* zeigte für Patienten mit Blasten eine schlechtere Lebensqualität an.

4.5.5. Einfluss der Krankenhausliegezeit

Die Dauern der einzelnen Zeiträume während der stationären Therapiephase in Tagen sind nachfolgendem Diagramm zu entnehmen. Neben den Median-Werten (rote Punkte) sind auch die minimal und maximal erreichten Liegezeiten abgebildet. Die Fallzahl n gibt die Anzahl der Patienten an, die während der einzelnen Zeiträume Fragebögen zur Lebensqualität ausfüllten. Zwei Patienten konnten zwischen der Induktionstherapie und der sich anschließenden Therapie nicht aus der Klinik entlassen werden. Die stationäre Aufenthaltsdauer im Rahmen der Induktionstherapie betrug im Median 58 Tage (Spannweite 29-107 Tage). Die Therapiepause mit häuslichem Aufenthalt dauerte 23 Tage (Spannweite 7-54 Tage). Die Aufenthaltsdauer während der Konsolidierungstherapie betrug 37 Tage (Spannweite 23-151 Tage). Die gesamte stationäre Liegezeit dauerte im Median 100 Tage (Spannweite 53-206 Tage). Die maximalen Liegezeiten resultieren von Patienten, die transplantiert wurden.

Diagramm 4-12 Zeitraum der einzelnen Therapiephasen in Tagen

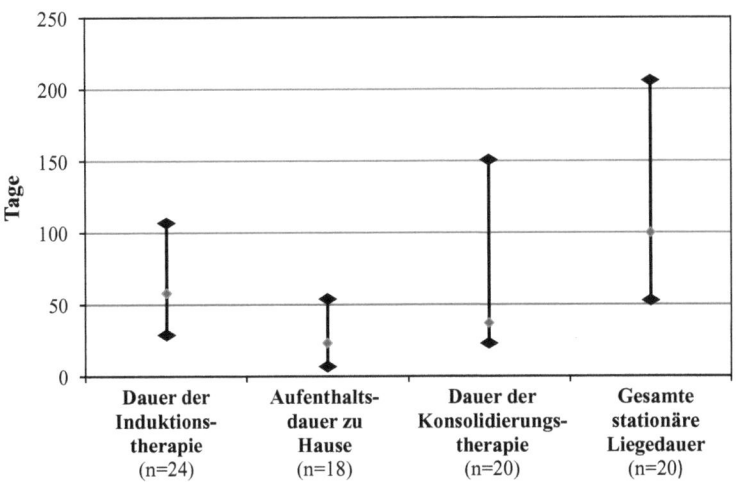

Neben diesen deskriptiven Angaben wurden jeweils am Ende der beiden Krankenhausaufenthalte mit Hilfe des Medians zwei Gruppen gebildet und miteinander verglichen. Nach der Induktionstherapie (T2) ergaben sich folgende statistisch signifikante Unterschiede zwischen den Gruppen der „Lang-" und „Kurzlieger". Sowohl der *Index-Wert* als auch der *VAS-Wert* war bei Langliegern erniedrigt (p<0,01; n=24). Der *K-Score* war bei ihnen mit einer Wahrscheinlichkeit von p=0,01 (n=24) höher. In dem Diagramm 4-13 wurde exemplarisch der statistisch signifikante Unterschied des *K-Score* zwischen Lang- und Kurzliegern graphisch dargestellt. An T4, dem Ende der stationären Phase, ergaben sich bezüglich der Lebensqualität keine Unterschiede zwischen beiden Gruppen, nur der *K-Score* lag bei Langliegern statistisch signifikant höher (p=0,02; n=18). An den Zeitpunkten T5 und T6 hatte die Länge des Krankenhausaufenthaltes keinen Einfluss mehr auf die Lebensqualität. Es konnten keine statistisch signifikanten Unterschiede zwischen den beiden Gruppen mehr gefunden werden.

Diagramm 4-13 K-Score-Unterschied zwischen Kurz- und Langliegern an T2 (n=24)

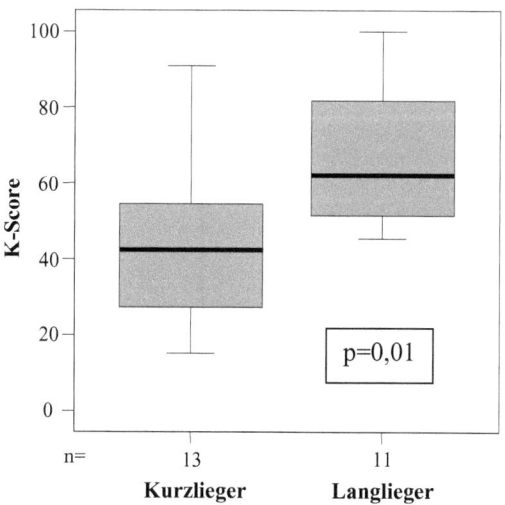

4.6. Einfluss der ermittelten klinischen Befunde auf die Lebensqualität
4.6.1. Einfluss bei Vorliegen einer Lungenmykose

Der hohe Anteil der Patienten mit einer pulmonalen Mykose, an dem Messzeitpunkt T2 lagen bei 46%, an T3 bei 47 % und an T4 bei 44% der Patienten diese Erkrankung vor, gab Anlass, den Einfluss einer Pilzpneumonie auf die Lebensqualität näher zu untersuchen. An drei untersuchten stationären Messzeitpunkten konnten statistisch signifikante bis hochsignifikante Unterschiede in den Globalmaßen der Lebensqualität, dem *K-Score* und auch in der Symptomenskala *Dyspnoe* zwischen Patienten mit und ohne Lungenmykose gefunden werden (siehe nachfolgende Tabelle).

Tabelle 4-14 Mediane der Lebensqualitätswerte und Signifikanzniveau der Gruppenunterschiede (p) zwischen Patienten mit und ohne Lungenmykose

	T2		T3		T4	
	mit Mykose	ohne Mykose	mit Mykose	ohne Mykose	mit Mykose	ohne Mykose
n	11	13	9	10	8	10
K-Score	64	42	30	12	55	21
p	0,00		0,00		0,03	
Index-Wert	49	63	55	71	54	70
p	0,02		0,00		0,01	
VAS-Wert	40	60	50	78	55	70
p	0,04		0,05		0,52	
GLQ	50	42	50	71	33	50
p	0,53		0,04		0,38	
Dyspnoe	67	0	33	0	17	0
p	0,02		0,39		0,38	

Zusätzlich wurde untersucht, ob sich das Vorliegen einer Lungenmykose auch auf die Aufenthaltsdauer im Krankenhaus auswirkte. Die Induktionstherapie dauerte bei Patienten mit Mykose im Median um 15 Tage länger, jedoch war dieser Unterschied nicht statistisch signifikant. Die Konsolidierungstherapie war mit einer Wahrscheinlichkeit von p=0,04 (n=18) bei Patienten mit pulmonaler Mykose um durchschnittlich 18 Tage länger. Folgendes Diagramm veranschaulicht dieses Ergebnis.

Diagramm 4-14 Unterschied der Dauer der Konsolidierungstherapie zwischen Patienten mit und ohne Lungenmykose

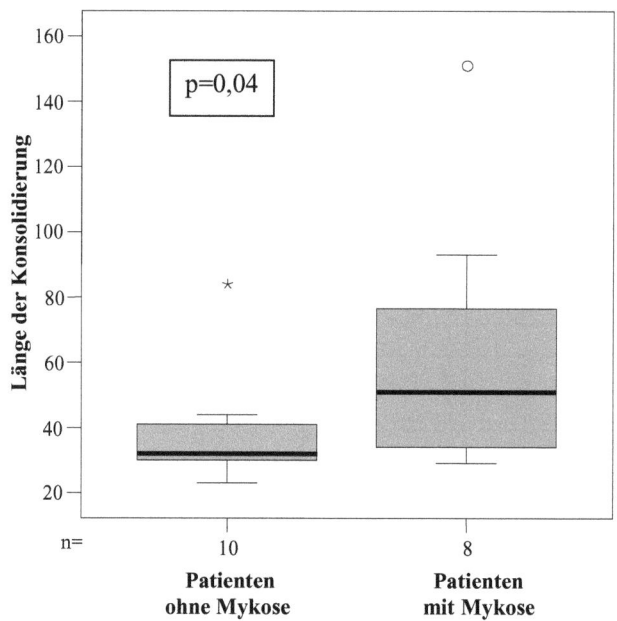

4.6.2. Einfluss des *K-Score*

Zunächst wurden jeweils an den ersten vier Messzeitpunkten Korrelationen des *K-Score* mit den drei Globalmaßen der Lebensqualität errechnet.

Tabelle 4-15 Korrelationen des *K-Score* mit *VAS-*, *Index-Wert* und *GLQ*

T	n	Korrelations-koeffizienten mit *VAS-Wert*		Korrelations-koeffizienten mit *Index-Wert*		Korrelations-koeffizienten mit *GLQ*	
		Pearson	Spearman	Pearson	Spearman	Pearson	Spearman
1	23	-0,333	-0,305	-0,477*	-0,409$^+$	-0,615**	-0,574**
2	24	-0,480*	-0,438*	-0,553**	-0,543**	-0,383$^+$	-0,359$^+$
3	19	-0,537*	-0,544*	-0,617**	-0,732**	-0,567*	-0,429$^+$
4	18	-0,146	-0,143	-0,545*	-0,412$^+$	-0,168	-0,035

$^+$ Es besteht ein Trend ($p < 0,1$).
* Die Korrelation ist auf dem Niveau von 0,05 (2-seitig) signifikant.
** Die Korrelation ist auf dem Niveau von 0,01 (2-seitig) signifikant.

Es zeigten sich grundsätzlich negative Korrelationen, d. h. je höher der *K-Score*, desto niedriger der Lebensqualitätsparameter. Zwischen dem *K-Score* und dem *VAS-Wert* bestanden an den Zeitpunkten T2 und T3 statistisch signifikante Korrelationen (p=0,05) mit geringen und mittleren Korrelationskoeffizienten. An T1 und T4 ergaben sich keine Korrelationen zwischen den erhobenen Befunden und dem *VAS-Wert*. Der deutlichste korrelative Zusammenhang des *K-Score* existierte zum *Index-Wert*. An T1 lag eine statistisch signifikante Korrelation (p=0,05) von geringer Stärke vor, an T3 und T4 existierten hochsignifikante Korrelationen (p=0,01) mittlerer und hoher Qualität und an T4 lag eine signifikante Korrelation (p=0,05) mittlerer Stärke vor. Zur *GLQ* wies der *K-Score* einzig am Zeitpunkt T1 eine statistisch hochsignifikante Korrelation (p=0,01) mittlerer Stärke auf.

Im Weiteren wurden statistische Vergleiche durchgeführt zwischen Patienten mit wenigen und Patienten mit vielen Befunden. Der Median des *K-Score* teilte jeweils an den vier Messpunkten die Gruppen. An T1 war lediglich für die *GLQ* der statistischer Trend erkennbar, dass Patienten mit wenigen Befunden ihren *GLQ-Wert* höher eingeschätzten (p=0,06; n=23). An T2 und T3 war der *Index-Wert* bei der Patientengruppe mit wenigen Symptomen statistisch signifikant erhöht, an T2 mit p=0,03 (n=24) und an T3 mit p=0,01 (n=19). Diese beiden Ergebnisse wurden in dem Diagramm 4-15 graphisch dargestellt. Für den *VAS-Wert* ergaben sich statistische Trends, an T2 mit p=0,08 (n=24) und an T3 mit p=0,07 (n=19), die auf niedrigere Lebensqualitätswerte in der Gruppe mit vielen Befunden hinweisen. Am Zeitpunkt T4 fanden sich keine statistisch signifikanten Gruppenunterschiede.

Diagramm 4-15 Unterschied des *Index-Wertes* zwischen Patienten mit vielen und Patienten mit wenigen Befunden an den Messzeitpunkten T2 (n=24) und T3 (n=19)

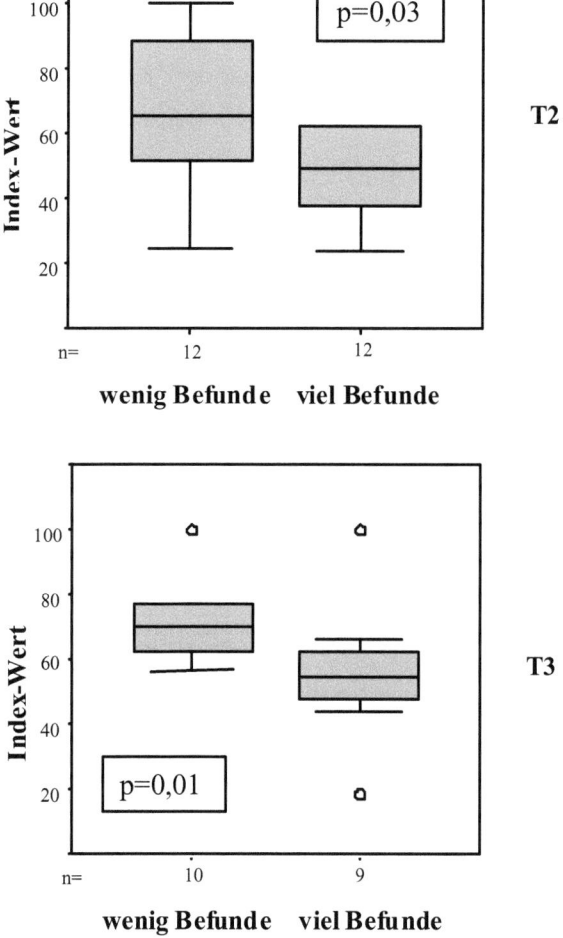

Zur weiteren Veranschaulichung dieses engen Zusammenhangs von *Index-Wert* und *K-Score* soll folgendes Diagramm am Messzeitpunkt T3 dienen.

Diagramm 4-16   Veranschaulichung der engen Beziehung des *K-Score* und des *Index-Wertes* (Alle 19 Patienten wurden als kleine Kreise einzeln in dieses Diagramm eingezeichnet.)

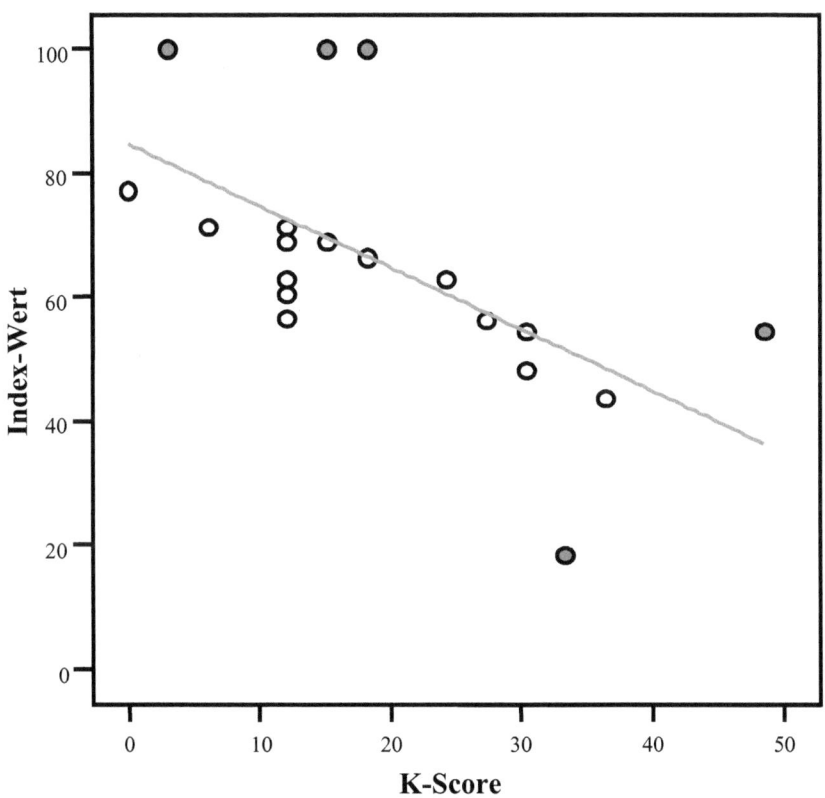

In diesem Diagramm liegen die meisten Patientenwerte fast auf einer Geraden. Der Zusammenhang zwischen beiden Parametern stellt sich also für die Mehrzahl der Patienten annähernd linear dar. Patienten mit einem hohen *K-Score* gaben niedrige

Index-Werte an und bei einem niedrigen *K-Score* wurden hohe Lebensqualitätsangaben gemacht. Die weit von der geraden Linie entfernt liegenden Patientenangaben (mit grauen Punkten im Diagramm gekennzeichnet) wichen von dem annähernd linearen Zusammenhang zwischen *K-Score* und *Index-Wert* deutlich ab. Dieses Phänomen wurde mit Hilfe eines Modells für gemischte Effekte statistisch untersucht, wobei insgesamt 84 Datensätze in die Berechnung einflossen. Die durch das Verfahren herausgefilterten Patienten stehen mit ihrem anonymen Kürzel in der ersten Spalte der Tabelle 4-16. Der t-Wert gibt die Stärke und die Richtung des Abweichens von der Allgemeinheit an. Positive Werte erzielten die Erkrankten, die bezogen auf die Allgemeinheit und auf ihren *K-Score* relativ zu hohe *Index-Werte* angaben, negative t-Werte lagen bei denjenigen vor, welche bezogen auf den *K-Score* ihre Lebensqualität niedriger beurteilten als die Allgemeinheit.

Tabelle 4-16 Ergebnisse der Modellberechnung

Patientennummer	t-Wert	p-Wert
2	- 2,25	0,03
5	2,33	0,03
4	3,77	0,00
3	2,26	0,03
1	- 1,78	0,08

Für vier Patienten konnte ein statistisch signifikanter Unterschied zu der Allgemeinheit der Untersuchten gefunden werden. Für einen weiteren stellte sich ein statistischer Trend dar. In die Berechnung flossen alle vier stationären Messzeitpunkte ein.

4.7. Aus qualitativen Daten ermittelte Einflussfaktoren
4.7.1. Individuelle Einflussfaktoren bei fünf Patienten

Im vorausgegangenen Kapitel 4.6.2. konnten fünf Patienten identifiziert werden, die sich während der stationären Therapiephase in Bezug auf ihre Lebensqualitätsbeurteilung statistisch signifikant von den übrigen unterschieden. Im Folgenden werden die individuellen Besonderheiten dieser fünf Patienten dargestellt, wobei auf qualitative Informationen zurückgegriffen wurde, die auf den mit den Patienten geführten Gesprächen basieren.

Patient 1 war ein 54 Jahre alter Mann. Die Lebensqualitätswerte dieses Patienten lagen im Allgemeinen auf einem sehr niedrigen Niveau. Er gab seine *soziale Funktionsfähigkeit* und seine *Rollenfunktionsfähigkeit* durchgehend mit Null an. Folgende Besonderheiten lagen bei diesem Patienten vor: Er saß seit einem Unfall vor zwölf Jahren im Rollstuhl und befand sich bis zu seiner Aufnahme in die Klinik im offenen Strafvollzug. Das Auftreten einer akuten Leukämie empfand er als weiteren Schicksalsschlag. Seine allgemeine Grundeinstellung zum Leben war geprägt von Pessimismus und stumpfer Gleichgültigkeit.

Patient 2 war ein 55-jähriger Mann. Während der Induktionstherapie entwickelte der Patient viele Komplikationen, was sich zunächst in einem hohen *K-Score* und relativ niedrigen Lebensqualitätswerten ausdrückte. Obwohl es im weiteren Verlauf zu einer deutlichen Besserung seines körperlichen Zustandes kam und bei der Konsolidierungstherapie relativ wenig Nebenwirkungen vorlagen, gab er auch weiterhin sehr niedrige Lebensqualitätswerte an. In den immer kurz ausfallenden Gesprächen mit dem Patienten wies er alle mit der Krankheit zusammenhängenden Fragen zurück. Er äußerte sich nur wenig zu seinem aktuellen Zustand und lies keine situationsadäquaten Gefühle zu. Er zeigte sich abweisend gegenüber Personal und Angehörigen und zog sich zunehmend zurück.

Der 3. Patient, ein 49-jähriger Mann, zeichnete sich durch relativ hohe Lebensqualitätsangaben aus. Die Globalmaße der Lebensqualität lagen während der stationären Phase stets im oberen Drittel. Der Patient wurde zu Beginn seiner Leukämieerkrankung an einem Chlorom der Brustwirbelsäule operiert und war daher stark in seiner Mobilität eingeschränkt. Er gab während des stationären Aufenthaltes nie Rückenschmerzen, Einschränkungen der Beweglichkeit oder seiner *Rollenfunktionsfähigkeit* an. Trotz aller krankheitsbedingten Einschränkungen war der Patient nie hoffnungslos, sondern versuchte, mit aktivem, engagiertem Einsatz seiner aktuellen Situation entgegenzutreten. Er zeichnete sich durch sehr optimistische Persönlichkeitszüge aus. Gleichzeitig freute sich der Patient über die Aufmerksamkeit und Zuneigung, die ihm im Krankenhaus entgegengebracht wurden.

Patient 4 war ein 62 Jahre alter Mann. Er stufte ebenfalls seine Lebensqualität als sehr hoch ein. Der *Index-Wert* wurde in der stationären Phase immer mit 100 angegeben. Folgende Besonderheiten waren erkennbar: Er verharmloste seinen eingeschränkten Zustand und beurteilte seine *körperliche Funktionsfähigkeit* und *Rollenfunktionsfähigkeit* maximal. Er wollte in der Beziehung zu anderen Menschen seine Haltung bewahren und zeigte sich in den Gesprächen kämpferisch. Weiterhin hatte der Patient eine negative Einstellung zu Lebensqualitätsbefragungen.

Der 5. Fall war ein 40-jähriger Mann. Er gab seine *soziale Funktionsfähigkeit* anfangs mit Null an. Im weiteren Verlauf stiegen die Werte in diesem Bereich jedoch steil an. In den Gesprächen betonte er, wie wichtig ihm seine Familie wäre und wie sich die Beziehung zu seiner Frau durch seine schwere Erkrankung verbessert hätte. Der Patient erhielt durch sein nahes Umfeld große Unterstützung. Die Lebensqualitätswerte lagen bei dem zweiten stationären Klinikaufenthalt auf einem sehr hohen Niveau.

4.7.2. Situationsbedingte und psychoreaktive Belastungen von Leukämiekranken

Auch die folgenden Ergebnisse basieren auf qualitativ erhobenen Daten. Die Patienten, als unmittelbar Betroffene, schilderten in den mit ihnen geführten Gesprächen ihre Belastungen, Erfahrungen und Empfindungen während der stationären Therapiephase plastisch, nah und direkt. Oft ähnelten sich ihre Gedanken, Gefühle, Ängste und Erlebnisse. Die am häufigsten aufgetretenen Phänomene und Erlebnisweisen, die auf die Lebensqualität der Patienten subjektiv negativen Einfluss nahmen, werden nun kurz dargestellt. Es wird in diesem Kapitel bewusst weitgehend auf quantitative Daten, wie z. B. Häufigkeitsangaben, verzichtet, da hier die qualitativen Aspekte der Lebensqualität von Leukämiekranken im Vordergrund stehen sollen.

- <u>Belastungen zu Beginn des stationären Krankenhausaufenthaltes</u>
Die Manifestation der Leukämie erfolgte bei den meisten Patienten unerwartet und schnell. Fast alle wurden völlig aus ihrem bisherigen Leben herausgerissen. Die Mitteilung der Diagnose „akute Leukämie" löste bei den Erkrankten eine starke psychische Stressreaktion aus. Sie erlebten eine ausgeprägte Denkblockade und Ohnmachtgefühle und brauchten einige Tage, um sich an die für sie neue Situation anzupassen. Zusätzlich standen zu dieser Zeit vielerlei diagnostische Untersuchungen an. In ärztlichen Aufklärungsgesprächen wurden die Patienten mit einer Vielzahl von Informationen konfrontiert. Weiterhin mussten sich die Patienten an ihre neue Umgebung gewöhnen und sich darauf einstellen, in einem Ein- oder Zweibettzimmer die nächsten Wochen zu verbringen. Einige Patienten zeigten sich in dieser ersten Zeit nach der Aufnahme sichtlich überfordert.
Andere Patienten gaben an, dass sie sich mit ihrer schweren Erkrankung auf der hämatologischen Intensivüberwachungsstation des Klinikums gut aufgehoben

wissen, und entwickelten Vertrauen in das Wissen und die Erfahrung des medizinischen Personals.

- <u>Erleben von Ängsten, Depressionen und starken Stimmungsschwankungen</u>
In der Krankheits- und Therapiesituation erlebten die Befragten eine ausgeprägte Hilflosigkeit. Die eigene Ohnmacht war für viele Patienten nur schwer auszuhalten. Sie spürten ein intensives Ausgeliefertsein und eine starke Abhängigkeit von den Aussagen und der Handlungskompetenz der Ärzte. So warteten z. B. die meisten Patienten während der Aplasiephase täglich und voller Hoffnung auf die Mitteilung, dass ihre Blutzellen endlich wieder anstiegen. Hinzu kam die Ungewissheit in Hinblick auf den Therapieerfolg.
Patienten berichteten, im Verlauf ihres Krankenhausaufenthaltes unter starken Ängsten zu leiden. Diese traten in verschiedenen Schweregraden auf und waren entweder unbestimmter Art oder ganz spezifisch auf die nächste Chemotherapie und die darauf folgenden Aplasiephase mit ihren Komplikationen gerichtet. Die Ängste wurden umso stärker erlebt, je schlimmer die Nebenwirkungen des vorangegangenen Chemotherapiezyklus waren. Laut einigen Patienten empfanden sie das Auftreten von Fieber als intensiv angstauslösend, besonders wenn es längere Zeit vorhanden war. Die Ängste steigerten sich bei einzelnen Patienten bis hin zur Todesangst. Die Angst vor dem Sterben wurde sehr real erlebt, sechs der insgesamt 33 Patienten verstarben in der stationären Therapiephase. Drei Patienten durchliefen aufgrund einer außerordentlichen Therapiesituation ein psychosenahes Krankheitsbild mit Wahninhalten und Stimmenhören.
Viele Erkrankte gaben an, verstärkt zur Grübelei zu neigen. Sie fragten sich u. a. nach den Ursachen ihrer Leukämie. Einige glaubten, ihre Erkrankung wäre auf psychische oder soziale Gründe zurückzuführen. Die Frage, warum ausgerechnet sie an einem so schweren Leiden erkrankt wären, wurde oft gestellt. Manche Patienten teilten mit, sich über diese und ähnliche Gedanken stundenlang den Kopf zu zerbrechen, ohne jedoch eine Erklärung oder Antwort zu finden. Sie wurden

wortkarg, apathisch und zogen sich zurück. Wollte man ein Gespräch mit ihnen beginnen, wandten sie sich meist ab. Kam doch eines zustande, teilten sie eine große, sie in Besitz nehmende Lust- und Interessenlosigkeit mit. Sie zeigten sich hoffnungslos und neigten zur Selbstaufgabe. Einige äußerten den Wunsch, sterben zu wollen.

Patienten berichteten auch von einer starken Wechselhaftigkeit ihrer Gemütsstimmung. Sie erlebten ihre psychische Befindlichkeit als ständiges Auf und Ab, schwankend von Tag zu Tag, aber auch von Stunde zu Stunde. Ihre Gefühle waren ambivalent, sie wechselten zwischen Optimismus und Hoffnungslosigkeit, zwischen Zuversicht und jähem Abstürzen in eine als bodenlos erachtete Angst. Diese starken Stimmungsschwankungen wurden als sehr peinigend erlebt.

- Beeinträchtigung durch Schlafstörungen

  Ein von den Patienten häufig angesprochenes Problem waren nächtliche Schlafstörungen. Zu ihrer ohnehin schon vorliegenden Fatigue-Symptomatik sahen sie in den Schlafstörungen eine weitere psychische Belastung und Auszehrung. Befragt nach den Ursachen, gaben die Patienten neben der Tatsache, auch tagsüber viel zu schlafen, folgende an: das „Gepiepse" der Infusionsgeräte, wenn wieder eine Flasche mit Medikamenten oder Flüssigkeit durchgelaufen war. Weiterhin Nachtschweiße, die das Wechseln ihrer Kleidung notwendig machten, und häufiges Aufstehen zur Toilette im Rahmen von medizinisch notwendigen Durchspülungstherapien bei Niereninsuffizienz und im Rahmen von Diarrhoen. Patienten, die über mehrere Monate hinweg im Krankenhaus lagen, berichteten von einem völlig aufgehobenen Wach-Schlaf-Rhythmus.

- Problematik der Nahrungsaufnahme

  Ein weiterer Punkt, der von fast allen Patienten angesprochen wurde, betraf die Ernährung. Viele waren mit dem angebotenen Essen unzufrieden und sagten, die Krankenhauskost sei wenig schmackhaft und einfältig. Auf individuelle Essenswünsche konnte nur in den seltensten Fällen eingegangen werden. Für einige stellte das ein so großes Problem dar, dass sie sich täglich mit Selbstgekochtem von Zuhause versorgen ließen. Hinzu kam, dass sich bei der Mehrzahl der Patienten infolge der Chemotherapie oder von Infektionen heftige Schleimhautschäden mit Entzündungen im Mund und Rachen, Geschmacksstörungen, Übelkeit, Würgereiz und Erbrechen einstellten. Diese Nebenwirkungen erschwerten die Essensproblematik. Viele zwangen sich zum Essen, konnten nur unter Verabreichung von parenteral gegebenen Schmerzmitteln Nahrung zu sich nehmen oder erhielten ihre Nährstoffe über Infusionen.

- Folgen des langen Krankenhausaufenthaltes

Am meisten belastete die Patienten die lange Aufenthaltsdauer im Krankenhaus. Viele berichteten von einer Art „Lager- oder Budenkoller", einem Punkt während ihres Aufenthaltes, an dem sie glaubten, es hier nicht mehr länger aushalten zu können. Verstärkt wurde dieses Gefühl durch die aus infektionsprophylaktischer Sicht notwendige Isolierung. Die Patienten durften ihre Zimmer nur kurz verlassen, wenn sie auf die Toilette gehen mussten. Diese Isolierung erlebten viele als sehr bedrückend. Einige fühlten sich wie „Gefangene". Da es auch verboten war, die Fenster zu öffnen, äußerten viele, besonders nach längerer Aufenthaltsdauer, den Wunsch, an frischer Luft durchatmen zu können.

Die Betroffenen berichteten während der langen stationären Therapiephasen oft über eine große Schwäche. Sie fühlten sich ausgelaugt, elend und bei kleinsten Anstrengungen überfordert. Aus dieser Schwäche heraus erlebten die Patienten eine extreme Langeweile. Einige suchten nach Ablenkungsmöglichkeiten. Nur wenige schafften es jedoch, sich zu einer Beschäftigung zu motivieren und sich dieser mit einer ausreichenden Konzentrationsfähigkeit zu widmen. Die Mehrzahl sah während dieser Krankenhauszeit keine Chance, einer sinnvollen Beschäftigung nachgehen zu können. Selbst Fernsehen und Lesen waren für viele zu mühsam und beschwerlich. Auch empfanden einige Patienten längere Besuche oder Telefonate als zu anstrengend.

Eine bei Patienten vorliegende depressive Symptomatik wurde hierdurch noch verstärkt. Bei Patienten, die sich bereits über Monate in der Klinik aufhielten, waren Resignation und Anzeichen einer tiefen Verbitterung unübersehbar.

- <u>Psychisch-emotionale Faktoren aufgrund der Entlassung</u>
  Im Empfinden der Patienten zog sich der Krankenhausaufenthalt endlos hin. Durch das lange Warten auf die Entlassung waren viele nervlich angespannt, wurden sehr ungeduldig und drängten mit Nachdruck darauf. Einige mussten aufgrund logistischer Notwendigkeiten vor ihrer Entlassung noch auf eine andere Station verlegt werden, was sie als unangenehm erlebten, da sie sich abgeschoben fühlten. Kurz vor dem Entlassungstermin kam bei den meisten große Freude und Erwartung auf. Bei manchen jedoch stellte sich eine Unsicherheit und Ungewissheit ein, wie es in der ambulanten Therapiephase weiterginge. Sie äußerten plötzlich Fragen, wie es sich mit dem Rezidivrisiko und der Langzeitprognose der akuten Leukämie verhielte.

4.8. Zusammenfassung der Ergebnisse

- Frage 1: Im Vordergrund stehende klinische Befunde während der stationären Phase

Bei Aufnahme ins Krankenhaus (T1) litten 91% aller Patienten an Fatigue. 65% gaben Ängste an, 61% hatten Fieber und jeweils 43% wiesen Schmerzen und Infektionen der Lungen auf. Unter Übelkeit, Erbrechen und Appetitlosigkeit litten bereits zu diesem Zeitpunkt 38%.

Im Anschluss an die Induktionstherapie (T2) zeigten sich die meisten Befunde. Alle Patienten entwickelten Fieber, 96% hatten eine Fatigue-Symptomatik, 92% Übelkeit, Erbrechen und Appetitverlust. Bei 67% der Patienten traten Schleimhautschäden im Mundbereich auf, was mit z. T. heftigen Schmerzen v. a. bei der Nahrungsaufnahme einherging, so dass eine parenterale Ernährung unumgänglich war. Bei je 63% der Erkrankten wurden Lungeninfektionen und Unverträglichkeitsreaktionen auf bestimmte Medikamente diagnostiziert, meist in Form von Hautexanthemen oder einer Niereninsuffizienz. Bei jeweils 58% der Patienten lagen Gewichtsverlust, Schlafstörungen und ein ängstlich-depressives Syndrom vor.

Am wenigsten Befunde konnten im Anschluss an den Aufenthalt im häuslichen Bereich, also bei Wiederaufnahme ins Krankenhaus (T3) gesammelt werden. Trotz antimykotischer Behandlung lag bei 47% der Erkrankten eine Pilzpneumonie vor. 74% der Patienten litten unter Fatigue. Ängstlich-depressive Symptome lagen bei 53% und Schlafstörungen bei 47% vor. Appetitlosigkeit mit Übelkeit und Erbrechen machten 32% der Patienten zu schaffen.

Nach der Chemotherapie der Konsolidierungsphase (T4) entwickelten 72% der Patienten Fieber. Jeweils 67% gaben Fatigue und Appetitlosigkeit mit Übelkeit und Erbrechen an. 61% der Patienten litten unter einem ängstlich-depressiven Beschwerdebild. Jeweils 56% gaben Schmerzen an und hatten eine Pneumonie. 44% waren an einer Stomatitis erkrankt.

- Frage 2: Veränderungen der Lebensqualitätsparameter und der klinischen Befunde im Verlauf

Während der stationären Phase war die Lebensqualität der Patienten am stärksten reduziert. Zwei der drei Globalmaße zeigten einen wellenförmigen Verlauf. In der ambulanten Therapiephase stieg die Lebensqualität an. Statistisch signifikante Verbesserungen konnten erstmals drei Monaten nach Entlassung (T5) mit einem Globalmaß ($p=0,01$; $n=11$) und neun Monate nach Entlassung aus dem Krankenhaus (T6) mit zwei Globalmaßen ($p \leq 0,01$; $n=10$) festgestellt werden.

Die *soziale Funktionsfähigkeit* und die *Rollenfunktionsfähigkeit* der Patienten waren während des gesamten Beobachtungszeitraumes von den Funktionsskalen des QLQ-C30-Fragebogens am stärksten eingeschränkt. Die *emotionale Funktionsfähigkeit* war v. a. während der Induktionsphase herabgesetzt, die *physische Funktionsfähigkeit* stellte sich jeweils nach den Chemotherapiezyklen als deutlich reduziert dar. *Fatigue* präsentierte sich über den gesamten Verlauf als die am stärksten ausgeprägte Symptomenskala, wobei jedoch ein statistisch signifikanter Abfall ($p=0,05$; $n=11$) drei Monate nach Entlassung (T5) gesehen wurde. Nach *Fatigue* nahmen die *Schlafstörungen* und *Dyspnoe* im Beobachtungszeitraum von allen Symptomenskalen des QLQ-C30-Fragebogens die höchsten Werte an. Die Skalen *Appetitverlust* und *Übelkeit/Erbrechen* hatten ihre höchsten Werte nach der Konsolidierungstherapie (T2). In der ambulanten Phase nahm die Skala *Appetitverlust* statistisch signifikant ($p=0,00$; $n=11$) ab.

Der Verlauf des *K-Score* hatte während der stationären Phase ein wellenförmiges Muster. Nach jeder Chemotherapie fanden sich im Vergleich zu vorher vermehrt klinische Befunde.

- Frage 3: Beziehungen zwischen den erhobenen Lebensqualitätsparameter

Die drei Globalmaße (*VAS-* und *Index-Wert* des EQ-5D und *GLQ* des QLQ-C30) bildeten den Verlauf der Lebensqualitätsverhältnisse graphisch in ähnlicher Weise ab. Zwischen ihnen fanden sich an den verschiedenen Zeitpunkten statistisch signifikante bis hochsignifikante Korrelationen auf einem mittleren bis hohen Niveau. Einzig an T4, dem Zeitpunkt der Entlassung aus der Klinik, war ihr Zusammenhang nicht statistisch signifikant. Als Haupteinflussfaktoren waren für die drei Globalmaße unterschiedliche Funktions- und Symptomenskalen des QLQ-C30-Fragebogens verantwortlich.

- Frage 4: Biologische, verlaufsbeschreibende und klinische Einflussfaktoren

Ein allgemeiner Einfluss des Geschlechtes und des Alters der Patienten auf die Lebensqualität konnte nicht gefunden werden. Statistisch signifikant ($p \leq 0{,}04$; n=47) war jedoch, dass alle drei Globalmaße bei Männern während des ersten Krankenhausaufenthaltes anstiegen und bei Frauen abfielen. Ältere Patienten gaben nach der Induktionstherapie (T2) mit einem Globalmaß statistisch signifikant höhere Werte an als Jüngere ($p=0{,}02$; n=24). Die Genese der Leukämie und das Erreichen einer kompletten Remission bzw. das (Wieder-) Auftreten von malignen Blasten hatten keine nennenswerten Auswirkungen auf die Lebensqualität. Bezüglich des Einflusses der Krankenhausliegezeit konnte festgestellt werden, dass bei „Langliegern" während der Induktionstherapie (Median: 58 Tage) zwei Globalmaße statistisch signifikant erniedrigt ($p<0{,}01$; n=24) und der *K-Score* statistisch signifikant erhöht ($p=0{,}01$; n=24) waren. „Langlieger" während der Konsolidierungstherapie (Median: 37 Tage) hatten hingegen einzig erhöhte *K-Score*-Werte ($p=0{,}02$; n=18).

Das Vorhandensein einer pulmonalen Mykose hatte Einfluss auf die Lebensqualität. An drei Messzeitpunkten waren die Lebensqualitätswerte von Patienten mit einer Lungenmykose statistisch signifikant niedriger als bei Patienten ohne Mykose.

Ein Zusammenhang zwischen den ermittelten klinischen Befunden *[K-Score]* und der subjektiv eingeschätzten Lebensqualität konnte gefunden werden. Der *Index-Wert* hatte die engste Verbindung zum *K-Score*; es fanden sich statistisch signifikante Korrelationen geringer und mittlerer Stärke. Statistisch signifikante

Lebensqualitätsunterschiede zwischen Patientengruppen mit vielen und wenigen Symptomen konnten nur mit dem *Index-Wert* an den Zeitpunkten T2 (p=0,03; n=24) und T3 (p=0,01; n=19) detektiert werden. Mit einer statistischen Methode konnten fünf Patienten identifiziert werden, bei denen sich der Zusammenhang zwischen *Index-Wert* und *K-Score* statistisch signifikant von der Allgemeinheit der Untersuchten unterschied.

- Frage 5. Situationsbedingte, psychoreaktive und individuelle Einflussfaktoren

Die Auswertung der qualitativen Daten ergab folgende Belastungsfaktoren, welche die Lebensqualität während der stationären Phase reduzierten: Die Mitteilung der Diagnose führte bei den Patienten zunächst zu einer psychischen Stressreaktion. Die Einengung des persönlichen Aktionsradius wurde als sehr bedrückend empfunden. Die Länge des Krankenhausaufenthaltes stellte eine enorme Belastung für die Patienten dar. Infolge eines intensiven Schwäche- und Krankheitsgefühls langweilten sich viele Patienten und sahen keine Möglichkeit, sich ablenken zu können. Viele erlebten eine ausgeprägte Hilflosigkeit und fühlten sich gegenüber ihrer Situation ohnmächtig. Die Patienten entwickelten gehäuft Ängste oder berichteten über Symptome einer Depression, wie Lust-, Interessen- und Hoffnungslosigkeit. Auffällig waren bei den Patienten auch starke Stimmungsschwankungen. Schlafstörungen wurden als zusätzlich beeinträchtigend erlebt. Die Thematik der Nahrungsaufnahme hatte für die Patienten einen hohen Stellenwert. Die Mehrheit der Patienten litt erheblich unter den Folgen der Chemotherapie, welche das Essen erschwerten bzw. unmöglich machten. Gegen Ende der stationären Therapiephase gaben die Patienten Verunsicherung oder Freude an.

Das Vorhandensein von individuellen Einflussfaktoren auf die Lebensqualität wurde bei fünf Patienten untersucht. Dabei konnten individuelle Persönlichkeitsfaktoren, Einflüsse der Krankheitsverarbeitung und soziale Belastungen dieser Patienten aufgedeckt werden.

5. Diskussion

Die vorliegende Studie versteht sich als deskriptive Analyse der Lebensqualitätsverhältnisse von Patienten mit akuter myeloischer Leukämie. Ein Ziel der vorliegenden Arbeit war, die Lebensqualitätsverhältnisse in ihrem Verlauf zu erfassen. Zusätzlich sollten mögliche Einflussfaktoren auf das Lebensqualitätsurteil untersucht werden. Insbesondere war in dieser Arbeit von Interesse, das Konstrukt Lebensqualität nach zwei Seiten hin zu untersuchen. Zum einen wurde der Frage nachgegangen, inwieweit die körperlichen Befunde und Beschwerden der Patienten Einfluss auf ihr Lebensqualitätsurteil nehmen. Zum anderen sollte versucht werden, auch schwer messbare, psychosoziale und individuelle Einflussfaktoren zu ermitteln. Dies geschah mit Hilfe von personenzentrierten Gesprächen.

Zunächst sei auf limitierende Faktoren dieser Lebensqualitätsstudie hingewiesen. Lediglich von einem Drittel der in die Lebensqualitätsstudie eingeschlossenen 33 Patienten konnte ein durchgängiger Fragebogensatz erhoben werden. 33,3% der Untersuchten verstarben und ein weiteres Drittel brach die Befragung im Verlauf der Studie ab. Gründe hierfür waren ein stark eingeschränktes körperliches oder psychisches Befinden der Patienten und organisatorische Probleme. Es darf angenommen werden, dass eine ausreichende Motivation zum Mitwirken an einer klinischen Studie ein gewisses Maß an einer allgemeinen Funktionsfähigkeit voraussetzt. MOYNIHAM weist in diesem Zusammenhang darauf hin, dass eine möglichst vollständige und protokollgemäße Verlaufserfassung an genau definierten Zeitpunkten eines der größten Probleme von Lebensqualitätsstudien darstellt[117]. Auch in der vorliegenden Arbeit wurde die Patientenzahl immer

---

[117] Moynihan, C.: Patient „non-compliance" and „missing data" in quality of life research: Where does the problem lie? European Journal of Cancer, 1998, 34(1), 9-11.

niedriger, je länger die Befragung andauerte. Aufgrund der kleinen Patientenstichprobe ist die allgemeine Aussagekraft der Daten reduziert.

5.1. Im Vordergrund stehende Befunde während des stationären Aufenthaltes

ZITTOUN et al. stellten in ihrer Untersuchung fest, dass der körperliche Gesundheitsstatus eines Leukämiekranken einen wichtigen Aspekt der Lebensqualität darstellt[118]. Die Arbeitsgruppe kam zu dem Ergebnis, dass dieser mit einfachen Messinstrumenten, wie z. B. dem Karnofsky-Index oder der Skala der *physischen Funktionsfähigkeit* des QLQ-C30-Fragebogens, nur unzureichend erhoben werden kann. Ihre Forderung nach besseren Methoden zur Erfassung des körperlichen Aspektes der Lebensqualität wurde in der vorliegenden Arbeit aufgegriffen. Anhand einer detaillierten Methode wurde versucht, den Gesundheitsstatus eines Erkrankten mit all seinen Symptomen und Befunden an vier definierten stationären Messzeitpunkten zu beschreiben und als Zahlenwert *[K-Score]* darzustellen. Das Schema zur Erhebung des *K-Score* wurde speziell für die in der vorliegenden Arbeit betrachtete Patientenstichprobe mit ihren Befunden entwickelt. Es erhebt daher nicht den Anspruch, allgemeingültig auf andere Patientenkollektive anwendbar zu sein. Hierzu müssten zuerst die psychometrischen Gütekriterien dieser Methode statistisch bestimmt werden. Mit Hilfe der *K-Score* Erhebung war es in der vorliegenden Arbeit möglich, Ranglisten mit den häufigsten Befunden an den vier stationären Messzeitpunkten zu ermitteln. Weiterhin wurde der *K-Score* neben den drei Globalmaßen der Lebensqualität als ein eigenständiger Parameter für Gruppenvergleiche herangezogen. Die gefundenen Ergebnisse erscheinen plausibel und lassen vermuten, dass es mit dem *K-Score* möglich war, den klinischen Gesundheitsstatus eines Patienten abzubilden.

---

[118] Zittoun, R. et al.: Assessment of quality of life during intensive chemotherapy or bone marrow transplantation. Psycho-Oncology, 8, 1999, 64-73.

Wie im Diagramm 4-1 des Ergebnisteiles dargestellt, standen bei den Patienten folgende Symptome und Befunde während der stationären Phase im Vordergrund: Fatigue, Fieber, Pneumonie, ängstlich-depressives Syndrom, Übelkeit/Erbrechen/ Inappetenz, Stomatitis, Schmerzen, Schlafstörungen und Knochenmarkstörungen.

In Übereinstimmung mit den Ergebnissen von ZITTOUN et al. zählen Fieber, Müdigkeit, Übelkeit und Erbrechen, Stomatitis, Schmerzen, Appetitlosigkeit, Schlafstörung, Angst und Depression zu den am häufigsten angegebenen Symptomen und Befunden[119]. Diese Arbeitsgruppe erwähnte als weitere Symptome Schluck-, Geschmacks- und Geruchsstörungen und Haarausfall, welche als typische Nebenwirkungen der Chemotherapeutika gelten. Diese Befunde wurden bei der *K-Score*-Erhebung nicht berücksichtigt. Im Gegensatz zu ZITTOUN et al. war es allerdings möglich, mehr Organbefunde herauszuarbeiten. So konnte beispielsweise festgestellt werden, dass am Zeitpunkt T2 bei 46% der Erkrankten eine Lungenmykose vorlag.

MUTHNY et al., die Patienten mit Lymphomen und Leukämien untersuchten, detektierten neben den erwähnten körperlichen Symptomen noch eine Vielzahl psychischer Beschwerden, wie Gereiztheit, Angstgefühle, Niedergeschlagenheit, Gedächtnis- und Konzentrationsstörungen[120]. Die Arbeitsgruppe wies darauf hin, dass Leukämieerkrankte häufiger und stärker an Depressionen leiden als andere Krebspatienten. Dies steht im Einklang mit Ergebnissen von WEBER et al.[121]. Sie fanden heraus, dass Patienten mit neu diagnostizierten hämatologischen Erkrankungen besonders von Angst und Depression betroffen sind. Von den in der vorliegenden Arbeit untersuchten Patienten zeigten während der stationären Therapiephase 59,5% ein ängstlich-depressives Beschwerdebild. Diese Zahl erscheint sehr hoch und übertrifft die Aussagen von MONTGOMERY et al., die den

---

[119] Zittoun, R. et al.: Assessment of quality of life during intensive chemotherapy or bone marrow transplantation. Psycho-Oncology, 8, 1999, 64-73.
[120] Muthny, F.A. et al.: Praxis und Bedeutung der Lebensqualität in der Onkologie. in: Muthny, F.A., Haag, G. (Hrsg.): Onkologie im psychosozialen Kontext. 1993, Asanger, Heidelberg, 163-185.
[121] Weber, C.S. et al.: Patients with haematological malignancies show a restricted body image focusing on function and emotion. European Journal of Cancer Care, 15, 2005, 155-165.

Prozentsatz der Leukämie- und Lymphom-Patienten, die unter Distress leiden, mit 50% angaben[122]. Die Arbeitsgruppe ermittelte ihre Werte mit einem speziellen Erhebungsinstrument für psychische Symptome. Auch andere Autoren, wie SANTOS et al.[123] oder HÄRTER et al.[124] nannten niedrigere Zahlen. In der vorliegenden Untersuchung wurde das Vorhandensein von Ängsten oder depressiven Symptomen im Rahmen der Gespräche mit den Patienten ermittelt. Als mögliche Ursache für den hohen Anteil könnte die Tatsache angeführt werden, dass der Interviewführer nicht zum behandelnden Team gehörte, keinen weißen Kittel trug und die Möglichkeit hatte, sich mit den Patienten wiederholt zu unterhalten. Vielleicht hatten die Betroffenen hierdurch mehr Gelegenheit, sich zu öffnen und auch über Sorgen und Ängste zu sprechen. Bekräftigt wird diese mögliche Ursache anhand einer Studie, die herausfand, dass betreuende Ärzte den psychologischen Distress und psychiatrische Krankheitsbilder bei ihren Patienten noch zu wenig wahrnehmen[125]. Auf der anderen Seite könnte eine mögliche Übersensibilisierung seitens des Interviewführers bzw. eine zu wenig exakte psychopathologische Befunderhebung für den sehr hohen Anteil der Patienten mit einem ängstlich-depressiven Syndrom verantwortlich sein. Für zukünftige Forschungen sollten genauere Definitionen und Abgrenzungen von Distress, Anpassungsstörung, Angsterkrankung und Depression im Sinne der psychiatrischen Diagnoseeinteilung gewählt werden. Diese große Notwendigkeit sehen auch HERSCHBACH et al.[126].

---

[122] Montgomery, C. et al.: Predicting psychological distress in patients with leukaemia and lymphoma. Journal of Psychosomatic Research, 54, 2003, 289-292.
[123] Santos, F.R. et al.: Psychosocial adaptation and quality of life among Brazilian patients with different hematological malignancies. Journal of Psychosomatic Research, 60, 2006, 505-511.
[124] Härter, M. et al.: Psychiatric disorders and associated factors in cancer: Results of an interview study with patients in inpatient, rehabilitation and outpatient treatment. European Journal of Cancer, 37, 2001, 1385-1393.
[125] Velikova, G. et al.: Self-reported quality of life of individual cancer patients: Concordance of results with disease course and medical records. Journal of Clinical Oncology, 19(7), 2001, 2064-2073.
[126] Herschbach, P. et al.: Einheitliche Beschreibung des subjektiven Befindens von Krebspatienten. Deutsches Ärzteblatt, 12, 2004, A 799-802.

5.2. Lebensqualitätsveränderungen im Verlauf

Die hohe Dynamik der akuten myeloischen Leukämie und ihre intensive Behandlung hatten einen beträchtlichen, negativen Einfluss auf die Lebensqualität der Patienten. Vor allem die ersten Monate nach Diagnosestellung wurden als besonders schwer und leidvoll erlebt. In dieser Phase waren die stärksten Einbußen der Lebensqualität zu verzeichnen. Diese Ergebnisse waren zu erwarten und decken sich mit allen aufgeführten Studien in dem Übersichtsartikel von REDAELLI et al.[127]. Mit zwei von drei Globalmaßen der Lebensqualität, dem *Index-Wert* und der *GLQ*, konnte ein wellenförmiges Verlaufsmuster während der stationären Phase festgestellt werden. Im Vergleich mit den Werten bei Aufnahme zur Induktionstherapie bzw. bei Wiederaufnahme zur Konsolidierungstherapie ergab sich jeweils ein Absinken der Lebensqualität am Ende der beiden Krankenhausaufenthalte. Nach dem dazwischenliegenden Aufenthalt im häuslichen Bereich zeigten alle drei Globalmaße eine ansteigende Tendenz. Dieses deskriptive Verlaufsmuster ist im Zusammenhang mit den zahlreichen toxischen Nebenwirkungen und Infektionen zu sehen, die durch die Chemotherapie und der sich anschließenden Aplasie des Knochenmarkes ausgelöst wurden.

Im Vergleich zu den stark reduzierten Werten während der stationären Therapie verbesserte sich die Lebensqualität in der ambulanten Phase. Bei der *GLQ* und dem *VAS-Wert* konnte neun Monate nach stationärer Entlassung (T6) eine statistisch signifikante Verbesserung der Lebensqualitätswerte gefunden werden (p=0,01 bzw. p=0,003). In der Arbeit von SCHUMACHER et al. zeigte sich eine statistisch signifikante Verbesserung der globalen Lebensqualität *GLQ* bereits am Ende der stationären Phase[128]. Ein Grund für diese zeitliche Differenz im Ansteigen der Lebensqualität könnte im unterschiedlichen Studiendesign liegen.

---

[127] Redaelli, A. et al.: Short- and long-term effects of acute myeloid leukemia on patient health-related quality of life. Cancer Treatment Reviews, 30, 2004, 103-117.
[128] Schumacher, A. et al.: Fatigue as an important aspect of quality of life in patients with acute leukemia. Leukemia Research, 26(4), 2002, 355-362.

So wurden die ersten beiden Chemotherapieblöcke der Erhaltungstherapie bei der Arbeitsgruppe von SCHUMACHER et al. noch stationär gegeben. Die Fragebögen T5, T6, T7 und T8 erfassten die Zeitpunkte der Aufnahme zu und der Entlassung aus diesen beiden Therapieblöcken. Der letzte stationär erhobene Fragebogen am Zeitpunkt T8 wurde in der Studie von SCHUMACHER et al. durchschnittlich neun Monate nach Diagnosestellung von den Patienten ausgefüllt. Zu diesem Zeitpunkt hatte sich die Lebensqualität statistisch signifikant verbessert. Das im Berliner Klinikum angewandte Studiendesign sah vor, dass nach Induktion und Konsolidierung alle weiteren Chemotherapiezyklen im ambulanten Setting erfolgten. So wurde in der vorliegenden Arbeit am Zeitpunkt T4, der im Schnitt 3,3 Monate nach Diagnosestellung lag, die letzte „stationäre" Befragung durchgeführt. Die statistisch signifikante Lebensqualitätsverbesserung konnte erst neun Monate nach Entlassung festgestellt werden, also gut ein Jahr nach Ausbruch der Leukämie.

Am stärksten eingeschränkt fühlten sich die Patienten in ihrer *Rollenfunktionsfähigkeit* und in ihrer *sozialen Funktionsfähigkeit*. Ihre gegenwärtige Situation beeinträchtigte sowohl ihr Familienleben und ihre Kontakte zu Anderen, als auch die Arbeit im Beruf oder Haushalt. Beide Funktionsskalen waren während des gesamten Beobachtungszeitpunktes stark vermindert. Im Diagramm 4-2 fiel auf, dass die Skala *Rollenfunktionsfähigkeit* bei T1 ihren höchsten und bei T2 ihren niedrigsten Wert hatte. Dieser Verlauf ist insofern nicht überraschend, da die Patienten bis zum Zeitpunkt der stationären Aufnahme noch relativ selbständig ihren Tätigkeiten im Beruf und Haushalt nachgehen konnten. Infolge der stationären Behandlung war dies nicht mehr möglich. Im weiteren Verlauf stieg der Wert dieser Funktionsskala an. Ein statistischer Trend (p=0,09) belegte, dass die Patienten ihre *Rollenfunktionsfähigkeit* ein Jahr nach Diagnosestellung (T6) immer noch niedriger einschätzten als zu Beginn ihrer Erkrankung.
Die *emotionale Funktionsfähigkeit* war v. a. während des ersten Krankenhausaufenthalts stark herabgesetzt. Die Patienten machten sich demnach initial die

meisten Sorgen, fühlten sich angespannt und niedergeschlagen oder waren reizbar. Die anfängliche psychische Belastung infolge der Diagnosemitteilung und die lange Dauer der Induktionsphase mit all ihren Komplikationen führten bei den Patienten zu beträchtlichem Distress. Im weiteren Verlauf der Therapie stieg diese Skala kontinuierlich, jedoch statistisch nicht signifikant an. Die gefundenen Ergebnisse stehen im Einklang mit denen von STALFELT[129] und GREENBERG et al.[130]. Beide Arbeitsgruppen stellten heraus, dass sich bei den meisten Patienten, die nach Abschluss der stationären Chemotherapie eine komplette Remission hatten, wieder ein normales psychisches und emotionales Wohlbefinden einstellt.

Die *physische Funktionsfähigkeit* wies bei der hier vorliegenden Arbeit einen deutlichen Zusammenhang zur Therapie auf. Im Anschluss an die Chemotherapieblöcke nahm die Skala jeweils ihre niedrigsten Werte an. Es kann davon ausgegangen werden, dass das Auftreten von z. T. schweren körperlichen Symptomen während der Behandlung mit einer eingeschränkten Lebensqualität einhergeht. STALFELT stellte in ihrer Arbeit fest, dass sich der körperliche Zustand der Patienten v. a. in der dritten Woche nach jedem Hochdosischemotherapieblock als sehr schlecht erweist[131]. Zu diesem Zeitpunkt wurden die meisten Infektionen diagnostiziert. Im weiteren Verlauf der Behandlung stieg die Skala *physische Funktionsfähigkeit* stetig an, ohne dass sich statistische Signifikanz nachweisen ließ. LESKO et al.[132] und UYL-DE GROOT et al.[133] fanden heraus, dass der Karnofsky-Index, also der Lebensqualitätsaspekt der körperlichen Funktions-

---

[129] Stalfelt, A.M.: Quality of life of patients with acute myeloid leukemia. Leukemia Research, 18(4),1994, 257-267.
[130] Greenberg, D.B. et al.: Quality of life for adult leukemia survivors treated on clinical trials of Cancer and Leukemia Group B during the period 1971-1988: predictors for later psychological distress. Cancer, 80(10), 1997, 1936-1944.
[131] Stalfelt, A.M.: Quality of life of patients with acute myeloid leukemia. Leukemia Research, 18(4),1994, 257-267.
[132] Lesko, L.M. et al.: Long-term psychological adjustment of acute leukemia survivors: impact of bone marrow transplantation versus conventional chemotherapy. Psychosomatic Medicine, 54(1), 1992, 30-47.
[133] Uyl-de Groot, C.A. et al.: Cost-effectiveness and quality-of-life assessment of GM-CSF as an adjunct to intensive remission induction chemotherapy in elderly patients with acute myeloid leukemia. British Journal of Haematology, 100(4), 1998, 629-636.

fähigkeit, bei fast allen, die die stationäre Phase überleben, im weiteren Verlauf annähernd normale Werte erreicht.

Die Skala *Fatigue* zeigte im gesamten Beobachtungszeitraum im Vergleich mit den anderen Symptomenskalen des QLQ-C30-Fragebogens die höchsten Werte. Dabei gaben die Patienten die extremsten Werte während der Induktionsphase an. Überträgt man die Mittelwerte der Skala *Fatigue* an den Zeitpunkten T1 (63) und T2 (67) zurück auf die Abstufung im Fragebogen, bedeutet das, dass die Patienten sich mäßig schwach fühlten, sich mäßig ausruhen mussten und mäßig müde waren. Drei Monate nach Entlassung aus der stationären Therapie (T5), das war ein halbes Jahr nach Diagnosestellung, konnte eine statistisch signifikante Abnahme in der Skala *Fatigue* im Vergleich zu dem initial erhobenen Wert festgestellt werden (p=0,05). SCHUMACHER et al. hingegen beobachteten neun Monate nach Diagnosestellung eine statistisch signifikante Verbesserung für die Symptomenskala *Fatigue*[134].

Weiterhin zeigte die Arbeitsgruppe um SCHUMACHER für die Skala *Übelkeit/ Erbrechen* eine statistisch signifikante Beziehung zum Behandlungsablauf. Am Ende eines jeden Chemotherapieblockes berichteten die Patienten über mehr Übelkeit und Erbrechen als jeweils zu Beginn des Zyklus. Die vorliegende Arbeit konnte das nicht bestätigten. Bei der Befunderhebung mit dem *K-Score* war an T1 (vgl. Tabelle 4-4) erkennbar, dass bereits vor der Chemotherapie Inappetenz, Übelkeit und Erbrechen bei 38% der Patienten vorlagen. Die Skalen *Appetitverlust* und *Übelkeit/Erbrechen* zeigten nur nach der Induktionstherapie einen deutlichen Anstieg. An den anderen stationären Messzeitpunkten lagen die Werte auf relativ gleichbleibendem Niveau. Es kann gefolgert werden, dass Appetitverlust und Übelkeit nicht nur durch die Chemotherapie, sondern auch durch die Leukämie, durch assoziierte Infektionen oder Medikamente (z. B. Antimykotika) verursacht

---

[134] Schumacher, A. et al.: Fatigue as an important aspect of quality of life in patients with acute leukemia. Leukemia Research, 26(4), 2002, 355-362.

werden können. Die Skala *Appetitverlust* zeigte eine statistisch signifikante Verbesserung (p=0,001) drei Monaten nach Entlassung.

5.3. Beziehungen zwischen den erhobenen Lebensqualitätsparametern

In dem Diagramm 4-4 wurde der Verlauf der drei Globalmaße dargestellt. Die drei „Lebensqualitätslinien" liefen, mit einer Ausnahme von T3 nach T4, relativ parallel, stellten also die Veränderungen der Lebensqualität im Krankheitsverlauf annähernd synchron dar. Diese Beobachtung machten auch KRABBE et al. in ihrer Untersuchung bei Krebspatienten an vier aufeinanderfolgenden Zeitpunkten[135]. Die Arbeitsgruppe stellte in Bezug auf die Sensitivität keine Unterschiede zwischen *VAS-*, *Index-Wert* und *GLQ* fest. In der vorliegenden Arbeit war die Schwingungsamplitude der *GLQ* am größten, spiegelte also die äußeren Rahmenbedingungen der stationären Phase am anschaulichsten wieder. Die *GLQ* war eindeutig sensibler als die anderen beiden Parameter. Dieser Sachverhalt konnte durch ein weiteres Ergebnis erhärtet werden. Während sich für die *GLQ* eine statistisch signifikante Verbesserung in der ambulanten Therapiephase zeigte, konnte für den *Index-Wert* kein statistisch signifikantes Ansteigen nachgewiesen werden. Die Studie von ESSINK-BOT et al. bestätigt, dass die Sensitivität des *VAS-* und des *Index-Wertes* im Vergleich zur *GLQ* geringer einzustufen ist[136].

KÜNSTNER et al. stellten in ihrer Untersuchung fest, dass Globalmaße verschiedener Instrumente nicht miteinander in Zusammenhang stehen[137]. Der Grund liegt für die Autoren darin, dass sich jeder Fragebogen unterschiedlicher Formulierungen und Methoden bei der Ermittlung der Globalmaße bedient und

---

[135] Krabbe, P. et al.: Responsiveness of the generic EQ-5D summary measure compared to the disease-specific EORTC QLQ-C30. Quality of Life Research, 13, 2004, 1247-1253.
[136] Essink-Bot, M.L. et al.: Quality of life after palliative treatment for oesophageal carcinoma – a prospective com-parison between stent placement and single dose brachytherapy. European Journal of Cancer, 40, 2004, 1862-1871.
[137] Künstner, S. et al.: The comparability of quality of life scores: a multitrait multimethod analysis of the EORTC QLQ-C30, SF-36 and FLIC questionnaires. European Journal of Cancer, 38, 2002, 339-348.

sich somit unterschiedliche Nuancierungen der Lebensqualität ergeben. In der hier vorliegenden Arbeit hingegen befanden sich die Korrelationskoeffizienten zwischen den drei Globalmaßen meist auf einem mittleren bis hohen Niveau (vgl. Tabelle 4-8). Der engste korrelative Zusammenhang bestand zwischen dem *VAS-Wert* und der *GLQ*. Die Erhebungsansätze dieser zwei Globalmaße sind sich im Aufbau und der Fragestellung ähnlich.

Für die Ermittlung der Haupteinflussfaktoren auf die drei Globalmaße wurden alle Zeitpunkte bis neun Monate nach Entlassung aus der Klinik (T6) herangezogen. Es zeigte sich, dass jedes einzelne Globalmaß unterschiedliche Aspekte der Lebensqualität fokussierte. Die *GLQ* war am meisten von den Skalen *Fatigue, Schmerzen* und von der *sozialen Funktionsfähigkeit* abhängig. SCHUMACHER et al. kamen zu dem Ergebnis, dass die gesundheitsbezogene Lebensqualität *GLQ* am stärksten durch *Fatigue*, die *emotionale Funktionsfähigkeit* und *Appetitverlust* beeinflusst wird[138]. ZITTOUN et al. nannten als Haupteinflussfaktoren die Skalen *Fatigue, emotionale Funktionsfähigkeit* und *Übelkeit/Erbrechen*[139]. Vergleicht man diese beiden Ergebnisse mit den hier ermittelten, decken sie sich bezüglich des intensiven Einflusses einer Fatigue-Symptomatik auf die Lebensqualität. Für den Einfluss der *emotionalen Funktionsfähigkeit* und der Skalen für *Übelkeit/ Erbrechen* und *Appetitverlust* auf die *GLQ* ergaben sich in der vorliegenden Arbeit keine Hinweise. Diese Skalen zeigten sich jedoch als Haupteinflussfaktoren beim *VAS-Wert* und dem *Index-Wert*. Bei der Beurteilung der Lebensqualität mit dem *VAS-Wert* spielten Einschränkungen in der *emotionalen* und *sozialen Funktionsfähigkeit* und das Vorhandensein von *Fatigue* die entscheidende Rolle. Für den *Index-Wert* ergaben sich die meisten beeinflussenden Faktoren, nämlich *physische Funktionsfähigkeit, Rollenfunktionsfähigkeit, Schmerzen, Schlafstörungen,*

---

[138] Schumacher, A. et al.: Fatigue as an important aspect of quality of life in patients with acute leukemia. Leukemia Research, 26(4), 2002, 355-362.
[139] Zittoun, R. et al.: Assessment of quality of life during intensive chemotherapy or bone marrow transplantation. Psycho-Oncology, 8, 1999, 64-73.

Appetitverlust und *Übelkeit/Erbrechen*. Vergleichsmöglichkeiten in der Literatur stehen für die Globalmaße des EQ-5D bei Leukämieerkrankten bislang nicht zu Verfügung.

Es bleibt zu konstatieren, dass bei jedem einzelnen Globalmaß eine eigene Gewichtung der Lebensqualitätsaspekte auftritt.

5.4. Biologische und verlaufsbeschreibende Einflussfaktoren auf die Lebensqualität

Die Untersuchung soziodemographischer Variablen auf ihren Einfluss auf die Lebensqualität brachte wenig nennenswerte Ergebnisse. Dies deckt sich mit der Arbeit von SCHUMACHER et al., die überhaupt keinen Zusammenhang zwischen soziodemographischen Patientenangaben und Lebensqualitätsangaben finden konnten[140]. In der vorliegenden Arbeit war statistisch signifikant, dass Männer während des ersten Krankenhausaufenthaltes eine Verbesserung ihrer Lebensqualität trotz einschränkender Chemotherapiefolgen wahrnahmen. Frauen hingegen erlebten während dieser Zeit Einbußen in ihrer Lebensqualität. Ob Männer im Vergleich mit Frauen tatsächlich bezüglich ihrer Lebensqualität von der Induktionstherapie mehr profitierten, erscheint fraglich. Erklären ließe sich dieses Ergebnis mit unterschiedlichen psychoreaktiven Verhaltensweisen zwischen den Geschlechtern im Rahmen von verschiedenen Coping-Strategien. Am ehesten handelt es sich jedoch um einen Artefakt.

Bezüglich des Patientenalters zeigten sich bei Leukämiekranken über 60 Jahren nach der Induktionstherapie sowohl weniger Symptome als auch eine höhere Lebensqualität im Vergleich zu Jüngeren. Für ein Globalmaß war dies statistisch signifikant. Der Sachverhalt könnte in Zusammenhang mit dem Therapieunterschied zwischen beiden Gruppen stehen. Während junge Patienten zwei

---

[140] Schumacher, A. et al.: Fatigue as an important aspect of quality of life in patients with acute leukemia. Leukemia Research, 26(4), 2002, 355-362.

Chemotherapieblöcke in der Induktionsphase bekamen, erhielten die meisten älteren Patienten nur einen Zyklus. Die Belastungen infolge der Nebenwirkungen und Infektionen in der kürzeren aplastischen Phase waren daher weniger stark. Nach der Konsolidierungstherapie ergab sich ein umgekehrtes Bild. Die älteren Patienten entwickelten mehr Befunde und hatten bei zwei der drei Globalmaße niedrigere Lebensqualitätswerte. Trotz fehlender statistischer Signifikanz könnte hierin ein Hinweis gesehen werden, dass Leukämiekranke im höheren Alter der zweite Chemotherapieblock körperlich mehr mitnimmt als der erste Block und wiederum mehr als die jüngeren Patienten. Aus epidemiologischen Untersuchungen ist bekannt, dass ältere Menschen niedrigere Werte für ihre Lebensqualität angeben[141]. Dies bezieht sich auf die allgemeine Bevölkerung und berücksichtigt nicht die spezielle Erkrankungs- und Therapiesituation. In den bisherigen Lebensqualitätsstudien zur akuten Leukämie konnten keine altersspezifischen Unterschiede bezüglich der Lebensqualitätsangaben gefunden werden. Dies erscheint auf den ersten Blick überraschend, da ein hohes Alter mit einer schlechteren Prognose der Leukämie einhergeht. Andererseits bestätigt es, dass objektive Patientenvariablen alleine die Lebensqualitätsabgaben nicht erklären können, wie in Kapitel 1.2. ausgeführt wurde.

Bei der Untersuchung eines weiteren prognostischen Merkmals der Leukämie, der Genese, gaben Erkrankte mit sekundärer Genese bei Aufnahme ins Krankenhaus einen statistisch signifikant höheren *GLQ-Wert* an als Patienten mit primärer Genese. Als mögliche Erklärung dafür könnte gelten, dass für Patienten mit sekundärer Genese die initiale psychische Stressbelastung geringer war, da sie bereits im Vorfeld darüber informiert worden waren, an einer schweren Erkrankung zu leiden, die in eine akute Phase übertreten könne. Weiterhin wurde in den Ergebnissen deutlich, dass Patienten mit primärer Genese an den ersten beiden Messzeitpunkten mehr Symptome aufwiesen als Patienten mit sekundärer

---

[141] Bellach, B.-M., Radoschewski, M.: Gesundheitsbezogene Lebensqualität als Parameter der Gesundheit von Bevölkerungen. in: Ravens-Sieberer, U., Cieza, A. (Hrsg.): Lebensqualität und Gesundheitsökonomie in der Medizin: Konzepte, Methoden, Anwendung. 2000, ecomed, Landsberg, 393-412.

Genese. Leukämiekranke mit sekundärer Genese präsentierten hingegen am Ende der stationären Phase mehr Symptome und Befunde als die Vergleichsgruppe. Die Lebensqualität war bei Entlassung im Vergleich zu den Patienten mit primärer Genese niedriger. Dennoch ließ sich kein statistisch signifikantes Ergebnis feststellen. KÜHNBACH, der in seiner Dissertation 49 Leukämiekranke untersuchte, fand ebenso keine Unterschiede in der Lebensqualität zwischen Patienten mit primärer und sekundärer Genese der Leukämie[142].

Für einen nächsten wichtigen prognostischen und auch verlaufsbeschreibenden Faktor – das Erreichen einer kompletten Remission bzw. das Auftreten von Blasten bei den Kontrollpunktionen – konnte in dieser Arbeit ebenfalls kein Zusammenhang zur Lebensqualität abgeleitet werden. Hierfür könnten folgende zwei Gründe verantwortlich sein. Zum einen waren die Patientenzahlen in den Vergleichsgruppen zu gering. Zum anderen war die Methode der Datenaufnahme bezüglich dieser speziellen Fragestellung nicht ideal. Das Auftreten von Blasten im Patientenblut unterliegt keiner zeitlichen Gesetzmäßigkeit. Es konnten von einigen Patienten mit Rezidiv keine Lebensqualitätswerte erhoben werden, da das Studienprotokoll zu diesem Zeitpunkt keinen Fragebogen vorsah und die Patienten beim nächstfälligen Messzeitpunkt oft schon verstorben waren. In der gegenwärtigen Literatur liegen diesbezüglich unterschiedliche Ergebnisse vor. Während SCHUMACHER et al.[143] keine Unterschiede in der Lebensqualität von Patienten feststellten, die ein Rezidiv haben im Vergleich zu Patienten in kompletter Remission, kamen UYL-DE GROOT et al.[144] und STALFELT[145] zu einem gegensätzlichen Ergebnis. Rezidivpatienten gaben im Vergleich schlechtere Lebensqualitätswerte an. Demgemäß bleibt weiterhin offen, ob das Auftreten von Blasten einen Einfluss

---

[142] Kühnbach, R.: Untersuchung zur Lebensqualität bei Patienten mit akuter myeloischer Leukämie und myelodys-plastischem Syndrom. Dissertation, 2008, Ludwig-Maximilians-Universität München.
[143] Schumacher, A. et al.: Fatigue as an important aspect of quality of life in patients with acute leukemia. Leukemia Research, 26(4), 2002, 355-362.
[144] Uyl-de Groot, C.A. et al.: Cost-effectiveness and quality-of-life assessment of GM-CSF as an adjunct to intensive remission induction chemotherapy in elderly patients with acute myeloid leukemia. British Journal of Haematology, 100(4), 1998, 629-636.
[145] Stalfelt, A.M.: Quality of life of patients with acute myeloid leukemia. Leukemia Research, 18(4), 1994, 257-267.

auf die Lebensqualität hat. Das Studiendesign zukünftiger Untersuchungen sollte derart gestaltet werden, dass die Befragungen zur Lebensqualität kurz nach den Zeitpunkten stattfinden, an denen die Patienten das Ergebnis ihrer Knochenmarkpunktion erfahren. Ferner ist eine größere Anzahl von Studienteilnehmern anzustreben, um weitere Einflussfaktoren so gering wie möglich zu halten.

Als weitere verlaufsbeschreibende Variable wurde die Krankenhausliegezeit bestimmt und ihr Einfluss auf die Lebensqualität analysiert. Die Aufenthaltsdauer zur Induktions- und Konsolidierungsphase dauerte zusammen im Median 100 Tage. Patienten, die lange für die Induktionstherapie im Krankenhaus bleiben mussten, gaben statistisch signifikant niedrigere Lebensqualitätswerte an und hatten während dieser Zeit auch statistisch signifikant mehr Symptome und Befunde als solche mit kurzem Aufenthalt. Während der Konsolidierungsphase traten bei „Langliegern" statistisch signifikant mehr Befunde auf. Diese Ergebnisse decken sich mit denen von ZITTOUN et al.[146]. In ihrer Arbeit ist die Länge des Krankenhausaufenthaltes negativ korreliert mit der physischen Funktionsfähigkeit. Je länger ein Patient in der Klinik bleiben musste, desto schlechter war sein körperlicher Zustand. Dieses korrelative Ergebnis kann allerdings auch anders gedeutet werden. Patienten in einem schlechten körperlichen Zustand mussten länger im Krankenhaus behandelt werden. Dieser Zusammenhang konnte statistisch signifikant in der vorliegenden Arbeit bestätigt werden. Mehr klinische Befunde, gleichzusetzen mit einem hohen *K-Score*, hatten einen längeren Krankenhausaufenthalt zur Folge. Es scheint verständlich, dass dabei auch die Lebensqualität abnahm. Unklar bleibt, ob die Lebensqualitätsbeurteilung durch den langen Krankenhausaufenthalt oder durch die vermehrten Symptome beeinflusst wurde.

---

[146] Zittoun, R. et al.: Assessment of quality of life during intensive chemotherapy or bone marrow transplantation. Psycho-Oncology, 8, 1999, 64-73.

5.5. Zusammenhang der ermittelten Befunde mit der Lebensqualität
5.5.1. Auswirkungen einer Lungenmykose auf die Lebensqualität

Auffällig bei der Auswertung des *K-Score* war, dass 46% aller untersuchten Patienten während des stationären Aufenthaltes eine Lungenmykose entwickelten. Daraufhin sollte der Frage nachgegangen werden, inwieweit das Vorliegen einer Lungenmykose Einfluss auf das Lebensqualitätsurteil des Patienten nimmt. Es konnten an den Zeitpunkt T2, T3 und T4 statistisch signifikante bis hochsignifikante Unterschiede in der Lebensqualität von Patienten mit und ohne Mykose gefunden werden (vgl. Tabelle 4-14). Auch mit dem *K-Score* konnten an allen drei untersuchten Zeitpunkten statistisch signifikante bis hochsignifikante Unterschiede zwischen den beiden Gruppen identifiziert werden. Interessant dabei war, dass der Wert des *K-Score* in der Gruppe der Patienten, die eine Lungenmykose hatten, an den drei Messzeitpunkten zwischen 18 und 34 Punkte höher lag. Dieser große Unterschied zwischen beiden Gruppen ist nicht alleine auf das Vorliegen eine Lungenmykose zurückführen, da dieser Befund nur mit 2 Punkten in die *K-Score*-Erhebung einfloss. Vielmehr liegt hierin ein Hinweis, dass Patienten mit einer Pilzpneumonie im Allgemeinen deutlich kränker waren und mehr Symptome und Befunde aufwiesen als Patienten ohne Mykose. Unter diesem Gesichtspunkt muss auch das Ergebnis kritisch hinterfragt werden, dass Patienten mit Lungenmykose einen statistisch signifikant längeren Krankenhausaufenthalt zur Konsolidierungstherapie hatten als Patienten ohne Mykose.

Die Frage, ob das Vorliegen einer Lungenmykose zu einer Verminderung der Lebensqualität führt, konnte mit der vorliegenden Arbeit nicht abschließend geklärt werden, da unklar blieb ob die Lungenmykose oder der allgemein schlechtere körperliche Gesundheitsstatus das Lebensqualitätsurteil der Pateinten beeinflusste. Die Auswirkungen dieser oft länger andauernden und schwer zu therapierenden Krankheit auf die Lebensqualität wurden bislang in keiner anderen Studie untersucht. In Anbetracht der Häufigkeit des Auftretens einer Pilzpneumonie bei immungeschwächten Patienten, wie das in Folge der Chemotherapie bei Patienten mit akuter myeloischer Leukämie der Fall ist, wäre es erstrebenswert, mit weiteren Untersuchungsansätzen die Frage nach der Lebensqualität bei Patienten mit Mykose zu vertiefen. Zu bedenken ist hierbei, dass die Frage nach der Lebensqualität sicherlich hinter die Frage nach einer suffizienten Behandlung der Lungenmykose gestellt werden muss.

5.5.2. Zusammenhang des *K-Score* mit der Lebensqualität

Mit Hilfe von Gruppenvergleichen an den Zeitpunkten T2 und T3 konnten statistisch signifikante Zusammenhänge (p≤0,03) zwischen den ermittelten klinischen Befunden und den Lebensqualitätsangaben detektiert werden. Es zeigte sich, dass an beiden Zeitpunkten der *Index-Wert* von Patienten mit einem niedrigen *K-Score* statistisch signifikant höher war als bei Patienten mit einem hohen *K-Score*. Die Korrelationsberechnungen des *K-Score* mit den drei Globalmaßen machten deutlich, dass der engste Zusammenhang zum *Index-Wert* besteht. Das kam an den Messterminen T2 und T3 durch mittlere Korrelationskoeffizienten zwischen 0,5 und 0,7 und an den Zeitpunkten T1 und T4 durch geringere Korrelationskoeffizienten zum Ausdruck. Diese Ergebnisse stehen im Widerspruch zu den Angaben in der Literatur, welche die Korrelationsstärke zwischen subjektiven Lebensqualitätsangaben und objektiven medizinischen Parametern < 0,4 einstufen[147]. Auch ZITTOUN et al. stellten keine statistisch signifikanten Korrelationen ihres „morbidity score" mit dem Globalmaß des QLQ-C30-Fragebogens fest, einzig die *physische Funktionsfähigkeit* war mit ihm korreliert.[148] Für die in der

---
[147] Muthny, F.A.: Möglichkeiten und Grenzen der Messbarkeit der Lebensqualität (LQ). in: Schwarz, R. (Hrsg.): Lebensqualität in der Onkologie II, 1995, Zuckschwerdt, München, 51-70.
[148] Zittoun, R. et al.: Assessment of quality of life during intensive chemotherapy or bone marrow transplantation. Psycho-Oncology, 8, 1999, 64-73.

vorliegenden Arbeit gefundenen und unerwarteten Ergebnisse werden folgende Erklärungsansatzpunkte diskutiert:

Unter der Voraussetzung, dass mit dem *K-Score* wirklich der klinische Gesundheitsstatus eines Patienten erfasst wurde, könnte der gefundene Zusammenhang von *K-Score* und Lebensqualität ein Hinweis daraufhin sein, dass die Lebensqualität durchaus vom klinischen Status beeinflusst wird. Besonders bei schweren, akut verlaufenden Krankheitsbildern wie der akuten myeloischen Leukämie, die mit einer Vielzahl von stark einschränkenden Symptomen einhergeht, könnte dieser Zusammenhang deutlich werden. Auch ZITTOUN wies auf die große Bedeutung des körperlichen Status für die Lebensqualität von Leukämiekranken hin[149].

Unter Annahme dieser Hypothese stellt sich allerdings die Frage, warum für die anderen beiden Globalmaße der Lebensqualität kein stärkerer Zusammenhang zum *K-Score* gefunden werden konnte. Sowohl bei den Gruppenvergleichen zwischen Patienten mit vielen und wenigen Befunden als auch bei den Korrelationsberechnungen zeigten sich für den *VAS-Wert* und die *GLQ* keine oder geringere statistisch signifikante Zusammenhänge zum *K-Score*. Es könnte daher sein, dass der *Index-Wert* in seiner Beurteilung mehr Gewicht auf die körperlichen Aspekte der Lebensqualität legt. Diese These wird gestützt durch die Tatsache, dass in der vorliegenden Arbeit der *Index-Wert* hauptsächlich von der *physischen Funktionsfähigkeit,* der *Rollenfunktionsfähigkeit* und dem Vorhandensein von *Schmerzen* beeinflusst wurde (vgl. Tabelle 4-9). Im Unterschied dazu waren für die anderen beiden untersuchten Globalmaßen *Fatigue*, die *soziale* und die *emotionale Funktionsfähigkeit* ausschlaggebend.

---

[149] Zittoun, R. et al.: Assessment of quality of life during intensive chemotherapy or bone marrow transplantation. Psycho-Oncology, 8, 1999, 64-73.

Weiterhin muss der gefundene Zusammenhang zwischen der klinischen Statuseinschätzung mit dem *K-Score* und der Lebensqualitätsbeurteilung mit dem *Index-Wert* in folgender Hinsicht eingeschränkt werden. In dem Diagramm 4-16 wurde der Zusammenhang des *Index-Wertes* zum *K-Score* für den Zeitpunkt T3 graphisch dargestellt. Die meisten Patientenwerte lagen auf einer Geraden, was für einen starken, annähernd linearen Zusammenhang von *K-Score* und *Index-Wert* spricht. Anzunehmen ist daher, dass sich diese Patienten bei der Beurteilung ihrer Lebensqualität, ausgedrückt im *Index-Wert*, in nahezu gleicher Intensität von ihrem momentanen, klinischen Status, eingefangen im *K-Score*, beeinflussen ließen. Gleichzeitig gab es jedoch Patienten, die in Bezug auf ihren *K-Score* und im Vergleich mit der Allgemeinheit „zu hohe" oder „zu niedrige" *Index-Werte* angaben. Mit einem statistischen Modell für gemischte Effekte konnte gezeigt werden, dass fünf Patienten ihre Lebensqualitätsangaben mit dem *Index-Wert* statistisch signifikant weniger von ihrem ermittelten Gesundheitsstatus abhängig machten als die restlichen Erkrankten. Auf die Besonderheiten jener Patienten wird im Kapitel 5.6.1. eingegangen. In der vorliegenden Arbeit konnte somit deutlich werden, dass der gefundene Zusammenhang zwischen ermitteltem Gesundheitsstatus und Lebensqualität nicht für alle Patienten galt.

Darüber hinaus ist zu bedenken, dass es andere Variablen geben könnte, die den gefundenen Zusammenhang zwischen dem *K-Score* und dem *Index-Wert* moderieren. Auf eine solche Variable, die Länge der Krankenhausliegezeit, wurde am Ende des Kapitels 5.4. bereits hingewiesen.

Zusammenfassend ist festzuhalten, dass der gefundene Zusammenhang zwischen ermitteltem Gesundheitsstatus und Lebensqualität in vielerlei Weise relativiert werden musste. BULLINGER behauptet, dass der klinische Gesundheitsstatus die Lebensqualitätsäußerungen zwar in gewissem Ausmaß determiniert, allerdings nur in funktionaler, körperlicher Hinsicht[150]. Unter Annahme der Hypothese, dass der *Index-Wert* die körperlichen Aspekte der Lebensqualität betont, stünde der ermittelte Zusammenhang von *Index-Wert* und *K-Score* im Einklang mit der Behauptung von BULLINGER. Deutlich wird mit diesen Überlegungen, dass die körperlichen Verhältnisse alleine die subjektiv eingeschätzte Lebensqualität nicht hinreichend erklären können. Die Lebensqualität umfasst neben diesen Aspekten auch soziale und psychische Bereiche[151]. So fordern BAKER et al., dass individuelle Faktoren und Faktoren der Patientenumgebung miteinbezogen werden müssen, um Lebensqualitätsdaten besser zu verstehen[152].

5.6. Ergänzung und Integration qualitativ erhobener Daten in die Lebensqualitätserhebung

5.6.1. Erklärung der Lebensqualitätsangaben aus der individuellen Patientensituation

Im Kapitel 4.6.2. konnten fünf Patienten identifiziert werden, die ihre Lebensqualitätsurteile im Vergleich zu den Miterkrankten in statistisch signifikanter Weise weniger von dem ermittelten klinischen Gesundheitsstatus *[K-Score]* abhängig machten. Anzunehmen ist, dass für diese Patienten starke, nicht-körperliche Einflussfaktoren auf ihre Lebensqualitätsurteile existierten. Anhand des gesammelten qualitativen Datenmaterials wurden soziale, psychoreaktive und individuelle Besonderheiten dieser Patienten im Kapitel 4.7.1. dargestellt. Nachfolgend wird versucht, die Lebensqualitätsurteile dieser Patienten unter Annahme von beeinflussenden Besonderheiten zu erklären.

---

[150] Bullinger, M.: Gesundheitsbezogene Lebensqualität und subjektive Gesundheit. Psychotherapie · Psychosomatik · Medizinische Psychologie, 47, 1997, 76-91.
[151] Wood-Dauphinee, S.: Assessing quality of life in clinical research: From where have we come and where are we going? Journal of Clinical Epidemiology, 42 (4), 1999, 355-363.
[152] Baker, S.R. et al.: Testing relationships between clinical and non-clinical variables in xerostomia: A structural equation model of oral health-related quality of life. Quality of Life Research, 16(2), 2007, 297-308.

Patient 1 beurteilte seine Lebensqualität als sehr schlecht. Auffällig bei ihm war eine ausgesprochen schwierige soziale Situation. Hierin unterschied er sich deutlich von den Mitpatienten. Der Patient befand sich vor Aufnahme ins Krankenhaus im offenen Strafvollzug. Aufgrund dieser Situation und seiner eingeschränkter Mobilität als Rollstuhlfahrer sah er seine Lebensqualität von vornherein stark eingeschränkt. Er fühlte sich in sozialer Hinsicht stark benachteiligt. Aus dieser individuellen Situation heraus betrachtete er seine *Rollenfunktionsfähigkeit* und seine *soziale Funktionsfähigkeit* als nicht existent. Hinzukam eine fatalistische Grundeinstellung. So war für ihn das Auftreten einer akuten Leukämie ein weiterer schwerer Schicksalsschlag. Seine niedrig eingeschätzte Lebensqualität könnte unter der Annahme, dass seine besondere soziale Situation und seine grundsätzliche Einstellung das Lebensqualitätsurteil stark beeinflusste, eine Erklärung finden.

Patient 2 entwickelte während der Induktionstherapie im Vergleich zur Allgemeinheit relativ viele Komplikationen. Sein schlechtes körperliches Befinden spiegelte sich in auffällig niedrigen Beurteilungen seiner Lebensqualität wieder. Im Rahmen seiner Krankheitsverarbeitung zog sich der Patient zurück, wies alles von sich, was mit der Krankheit zu tun hatte, und verhielt sich abweisend gegenüber dem Personal und seiner Familie. In den Gesprächen mit dem Patient verdrängte und verleugnete er im Zuge von Abwehrmechanismen extrem seine Krankheit und sein Befinden. Der weitere Therapieverlauf gestaltete sich unproblematisch, sein körperlicher Zustand besserte sich deutlich. Die Lebensqualität wurde jedoch weiterhin als sehr gering eingeschätzt. Aus anderen Untersuchungen ist bekannt, dass verleugnende Strategien zwar vorübergehend Distress vermindern, allerdings auf Dauer das psychische Wohlergehen reduzieren[153]. Es ist anzunehmen, dass diese ungünstige Form der Krankheitsverarbeitung sich bei dem Patienten auf

---

[153] Vos, M.S., Haes, J.C. de: Denial in cancer patients, an explorative review. Psychooncology, 16(1), 2007, 12-25.

relativ niedrige Lebensqualitätswerte niederschlug. Dies zeigte sich vor allem zu solchen Zeitpunkten, an denen sein körperlicher Zustand sich bereits deutlich gebessert hatte.

Patient 3 stufte seine Lebensqualität trotz Krankheit und eingeschränkter Mobilität als relativ hoch ein. Unmittelbar vor Einschluss in die Lebensqualitätsstudie wurde ihm ein Chlorom an der Brustwirbelsäule entfernt. Dieser Patient zeichnete sich einerseits durch eine hohe Motivation und eine grundsätzlich positive Einstellung gegenüber seinem Leben, selbst bei gesundheitlichen Beeinträchtigungen, aus. Er befasste sich aktiv und optimistisch mit seiner Situation. Diese Art der Krankheitsbewältigung wird in der Literatur als günstig beschrieben[154]. Eine positive Auswirkung auf seine Lebensqualitätsurteile wird angenommen. Andererseits war dieser Erkrankte sehr erfreut über die im Krankenhaus erfahrene Aufmerksamkeit, die er wohl dankend mit hohen Angaben der Lebensqualitätswerte zum Ausdruck bringen wollte. Seine Werte sind vermutlich auch im Sinne einer sozialen Erwünschtheit zu sehen. Die Existenz dieses Phänomens ist in der Lebensqualitätsforschung bekannt[155].

Patient 4 gab im Vergleich zu seinen Mitpatienten und in Bezug auf seine körperliche Situation relativ hohe Lebensqualitätswerte an. Es wird vermutet, dass zum einen sein Umgang mit der Krankheit hierbei eine große Rolle spielte. Er gab sich kämpferisch und bemühte sich, seine Haltung vor anderen Menschen und seinen Optimismus zu bewahren. Im Sinne eines Abwehrmechanismus verleugnete er deshalb in den Lebensqualitätsangaben seinen eingeschränkten körperlichen Zustand. Zum anderen könnte seine grundsätzlich negative Einstellung bezüglich Befragungen seine hohe Lebensqualität erklären. Es ist zu vermuten, dass er sich

---

[154] Sellschopp, A.: Psychoonkologische Betreuung. in: Schmoll, H.J., Höffken, K., Possinger, K.(Hrsg.): Kompendium Internistische Onkologie, Band 1, 2006, Springer, Heidelberg, 2425-2435.
[155] Hürny, C. et al.: Möglichkeiten und Grenzen der Erfassung von Lebensqualitätsvariablen in klinisch-onkologischen Studien: „Kritische" Kriterien. in: Schwarz, R. (Hrsg.): Lebensqualität in der Onkologie, 1991, Zuckschwerdt, München, 62-73.

beim Ausfüllen der Fragebögen nicht allzu große Mühe gab und einige Fragen vorschnell und nicht seiner Situation entsprechend beantwortete.

Bei Patient 5 fanden sich ebenfalls überaus hohe Lebensqualitätswerte. Infolge seiner Erkrankung erhielt er deutlich mehr Zuneigung aus seinem nahen sozialen Umfeld, v. a. von seinen Kindern und von seiner Frau. Diese Art der sozialen Unterstützung könnte seine Lebensqualität positiv beeinflusst haben. In der Literatur ist diese günstige Auswirkung von auf die Krankheitsbewältigung bekannt[156]. Weiterhin sah der Patient durch seine Erkrankung die Möglichkeit für einen Neubeginn und eine Intensivierung seiner partnerschaftlichen Beziehung. Er konnte seiner Krankheit positive Aspekte abgewinnen und einen Nutzen für sich daraus ziehen. Das könnte sich auf seine Lebensqualitätsangaben ausgewirkt haben und würde im Einklang mit Aussagen in der Literatur stehen, die Patienten mit positiven Krankheitserfahrungen ein niedrigeres Belastungsniveau bescheinigen[157].

Zusammenfassend lässt sich konstatieren, dass mit Hilfe der qualitativen Ergebnisse bestimmte Krankheitsverarbeitungsprozesse, persönlichkeitsgebundene Eigenschaften, wie z. B. die grundsätzliche Einstellung gegenüber Krankheiten oder zu Lebensqualitätsbefragungen und starke soziale Einflussfaktoren gefunden werden konnten. Mit Sicherheit spielten diese Faktoren auch bei allen anderen Patienten eine Rolle. Auffallend jedoch war die extreme Ausprägung bei diesen fünf Patienten. Wie in dem modifizierten Lebensqualitätsmodell von GRUMANN und SCHLAG (siehe Diagramm 1-1) dargestellt, haben Prozesse der Krankheitsverarbeitung und die präexistente Persönlichkeitsstruktur Einfluss auf die Lebensqualitätseinschätzung[158]. Es erscheint wahrscheinlich, dass die genannten Faktoren der Grund waren, weshalb sich die Lebensqualitätsdaten der vorgestellten

---

[156] Helgeson V.S.: Social support and quality of life. Quality of Life Research, 12(1), 2003, 25-31.
[157] Herschbach, P.: Das "Zufriedenheitsparadox" in der Lebensqualitätsforschung. Psychotherapie · Psychosomatik · Medizinische Psychologie, 52, 2002, 141-150.
[158] Grumann, M., Schlag, P.M.: Assessment of quality of life in cancer patients: Complexity, criticism, challenges. Onkologie, 24, 2001, 10-15.

fünf Patienten statistisch signifikant von der Allgemeinheit abhoben. Das starke Gewicht dieser Faktoren auf die Beurteilung der Lebensqualität bestätigen viele Forscher, u. a. BROWN et al.[159] und MUTHNY[160].

Verarbeitungsprozesse sind, je nach Ressourcen des Patienten, mannigfaltig und erhalten eine individuelle Prägung. Ihre Erhebung ist daher schwierig. Eine Arbeitsgruppe, die sich intensiv mit Prozessen der Krankheitsverarbeitung bei Leukämieerkrankten beschäftigte, kam zu dem Schluss, dass sie generell nicht mit den gängigen Lebensqualitätsskalen erfasst werden können, sondern hier qualitative Methoden, wie Interview-Verfahren, besser geeignet sind[161]. Diese ermöglichen einen weitaus genaueren und weiteren Zugang zu den kognitiven Verhaltensweisen des Patienten bezüglich seiner Krankheitsanpassung. Die Forderung nach qualitativen Erhebungsmethoden deckt sich mit den Aussagen von HAAG und MUTHNY[162]. Psychoreaktive, soziale und individuelle Faktoren konnten nur durch personenzentrierte Gespräche erhoben und ihr Einfluss auf die Lebensqualität nur durch ein intensives Auseinandersetzen mit den Patienten geklärt werden. Grundsätzlich sind quantitative Methoden hinsichtlich ihrer Evidenz den qualitativen Methoden überlegen. Dennoch stellen die ergänzenden, qualitativen Informationen eine Möglichkeit dar, Gründe für gefundene Ausnahmen von statistischen Ergebnissen zu veranschaulichen. Erst so kann es gelingen, zu wirklichkeitsnahen Ergebnissen der Lebensqualitätsverhältnisse zu kommen und ein besseres Verständnis für die Patienten zu entwickeln. Es sollten daher in Lebensqualitätsstudien neben Fragebogen-Instrumenten auch Interview-Verfahren eingesetzt werden. Durch die Datenaufnahme im Laufe eines Gesprächs

---

[159] Brown, J.E. et al.: Patterns over time in quality of life, coping and psychological adjustment in late stage melanoma patients: An application of multilevel models. Quality of Life Research, 9, 2000, 75-85.
[160] Muthny, F.A.: Möglichkeiten und Grenzen der Messbarkeit der Lebensqualität (LQ). in: Schwarz, R. (Hrsg.): Lebensqualität in der Onkologie II, 1995, Zuckschwerdt, München, 51-70.
[161] Grulke, N. et al.: Coping and survival in patients with leukemia undergoing allogenic bone marrow trans-plantation – long-term follow-up of a prospective study. Journal of Psychosomatic Research, 59, 2005, 337-346.
[162] Haag, G., Muthny, F.A. et al.: Chronische Erkrankungen, psychische Belastungen und Krankheitsbewältigung. Psychotherapie · Psychosomatik · Medizinische Psychologie, 53, 2003, 83-93.

besteht für den Patienten darüber hinaus eine Gelegenheit, in seiner schwierigen Lage ein „offenes Ohr" und Unterstützung zu finden. Im Gespräch ist zusätzlich eine Möglichkeit des therapeutischen Handelns gegeben[163].

5.6.2. Situationsbedingte und psychoreaktive Phänomene bei Leukämieerkrankten und ihr Zusammenhang zur Lebensqualität

Durch die Auswertung der Interviews mit den Leukämiekranken während der stationären Therapiephase konnten bestimmte, die Lebensqualität reduzierende Phänomene deutlich werden. Im Folgenden wird auf Hintergründe und Ursachen für spezifische Belastungen sowie Ansatzpunkte für mögliche Verbesserungen eingegangen. Besonders hierbei zeigen qualitative Daten ihre Stärke[164]. Der Vorteil ist, dass durch die spontanen Äußerungen des Patienten durch die bloße Nennung ein Thema vorgegeben wird. Damit wird auch eine Gewichtung, der von ihm als wichtig erachteten Aspekte seiner Lebensqualität, vorgenommen.

Zu Beginn der Erkrankung wurde deutlich, dass die Mitteilung der Diagnose „akute Leukämie" bei vielen Erkrankten einen starke psychische Stresssituation auslöste. Dieses Trauma und die daraus folgenden psychologischen Reaktionen beschrieben auch GREENBERG et al. in ihrem Artikel[165]. Durch den plötzlichen und heftigen Beginn der Leukämie und der Notwendigkeit, die Behandlung so früh wie möglich zu beginnen, mussten sich die Patienten in den ersten Tagen zeitaufwendigen diagnostischen und therapieeinleitenden Maßnahmen unterziehen und in ärztlichen Aufklärungsgesprächen eine Vielzahl von Informationen

---

[163] Küchler, T.: Interviewverfahren in der Lebensqualitätsforschung. in: Schwarz, R. (Hrsg.): Lebensqualität in der Onkologie, 1991, Zuckschwerdt, München, 23-33.
[164] Bortz J., Döring N.: Forschungsmethoden und Evaluation. 2006, Springer Verlag, Heidelberg, 295-350.
[165] Greenberg, D.B. et al.: Quality of life for adult leukemia survivors treated on clinical trials of Cancer and Leukemia Group B during the period 1971-1988: predictors for later psychological distress. Cancer, 80(10), 1997, 1936-1944.

aufnehmen. FRIIS schreibt, dass diese Informationsüberladung bei vielen Patienten zu zusätzlichem Stress führt[166]. Gleichzeitig war die Umstellung auf eine neue Umgebung notwendig. Die *emotionale Funktionsfähigkeit* des QLQ-C30-Fragebogens hatte zum Zeitpunkt der Aufnahme einen Skalenwert von 52 Punkten. Das war der zweitniedrigste Wert dieser Skala im ganzen Untersuchungszeitraum. Auch am Zeitpunkt der Entlassung berichteten die Patienten von starken emotionalen Faktoren. Diese reichten von starker Ungeduld und nervlicher Anspannung über Gefühle des Abgeschobenwerdens und der Unsicherheit in Hinblick auf die ambulante Therapie bis hin zu großer Freude und Erwartung, nach Hause gehen zu können. Auffallend an diesem Zeitpunkt war, dass die Korrelationen sowohl zwischen dem *K-Score* und den Globalmaßen der Lebensqualität (vgl. Tabelle 4-15) als auch zwischen den einzelnen Globalmaßen (vgl. Tabelle 4-8) deutlich geringer ausfielen als zu den anderen Messzeitpunkten. Ein Grund für dieses Abweichen könnte der starke Einfluss der genannten emotionalen Faktoren auf das Lebensqualitätsurteil der Patienten sein, den jeder Einzelne individuell gewichtet zum Ausdruck brachte.

Zwischen 30 und 58% der Erkrankten berichteten an den vier stationären Messzeitpunkten von belastendenden Schlafstörungen. Der Wert der Skala *Schlafstörung* war über den gesamten Verlauf hinweg deutlich erhöht, während der Konsolidierungsphase wurde er sogar nach der Skala *Fatigue* am zweithöchsten von allen Symptomenskalen des QLQ-C30-Fragebogens eingestuft. In den Gesprächen mit den Patienten wurde nach den Ursachen der Schlafstörungen gefragt. Es stellte sich heraus, dass neben deren psychischer Situation die fremde Umgebung und die Tatsache, die meiste Zeit des Tages im Bett verbringen zu müssen, Gründe der Schlafstörungen waren. Weiterhin nannten die Patienten das „Gepiepse" der Infusionsgeräte, das Wechseln der Infusionen durch das

---

[166] Friis, L.S. et al.: The patient's perspective - A qualitative study of acute myeloid leukaemia patients' need for information and their information-seeking behaviour. Support Care Cancer, 11, 2003, 162-170.

Pflegepersonal und das häufig notwendige Aufstehen zur Toilette bei einer Durchspülungstherapie im Rahmen einer Niereninsuffizienz oder bei Durchfall. Laut PARPA treten Schlafstörungen bei annähernd allen Patienten mit einer schweren Krebserkrankung auf[167].

Einen großen Stellenwert in den geführten Interviews nahm das Thema des Essens und der Ernährung ein. Zum einen zeigten sich viele Patienten unzufrieden mit der als eintönig und wenig schmackhaft empfundenen Krankenhauskost und zum anderen war der Vorgang der Nahrungsaufnahme selbst sehr problematisch. So lagen z. B. infolge der Induktionstherapie bei 92% der Erkrankten Übelkeit, Erbrechen und Inappetenz vor. 67% der Patienten wiesen starke Schleimhautschäden mit Entzündungen im Mund- und Rachenraum auf und mussten parenteral ernährt werden. Dass die Lebensqualität dadurch eingeschränkt war, erscheint logisch. SCHUMACHER et al. betonten in ihrer Arbeit ebenso den hohen Stellenwert des Essens für die Erkrankten[168]. Sie fanden mit Hilfe von Interviews heraus, dass Patienten während des Krankenhausaufenthaltes ihr Lebensqualitätsurteil stark von der Umgebung im Krankenhaus abhängig machten, vor allen Dingen von der Qualität des Essens. In einem anderen Artikel schrieben SCHUMACHER et al. in diesem Zusammenhang[169]: „Allerdings spielt gerade aufgrund der eingeschränkten Erlebensmöglichkeiten der Genuss, die sensuelle Wahrnehmung der lebenswichtigen Nahrungsaufnahme eine dominante Rolle im stationären Alltag der Patienten." Aufgrund dieses hohen Stellenwertes, den die Ernährung bei Leukämiekranken einnimmt, böte sich mit einer permanenten diätetischen Betreuung der Patienten, die auch versucht, individuelle Essenswünsche der

---

[167] Parpa, E. et al.: Assessment of anxiety and depression in advanced cancer patients and their relationship with quality of life. Quality of Life Research, 14, 2005, 1825-1833.
[168] Schumacher, A.: Quality of life in adult patients with acute myeloid leukemia receiving intensive and prolonged chemotherapy – a longitudinal study. Leukemia, 12(4), 1998, 586-592.
[169] Schumacher, A. et al.: Lebensqualität und Krankheitsverarbeitung bei Patienten mit akuter myeloischer Leukämie. Psychotherapie · Psychosomatik · Medizinische Psychologie, 46, 1996, 385-390.

Patienten zu verwirklichen, eine Möglichkeit, positiv auf die Lebensqualität der Patienten einzuwirken.

Alle Patienten erlebten die Art und die Länge der Unterbringung in der Klinik in Bezug auf ihre Lebensqualität als sehr einschränkend. Im Zuge der notwendigen Infektionsprophylaxe wurden sie isoliert und damit der persönliche Aktionsradius stark eingeengt. Dieses Phänomen steht in Einklang mit den Ergebnissen von ZITTOUN et al.[170]. In deren Untersuchung nannte knapp die Hälfte der Patienten die Isolation im Krankenzimmer als Hauptgrund des Unbehagens. Durch die Länge des Krankenhausaufenthaltes, die im Median 100 Tagen betrug, erlebten die Patienten eine Art „Lager- oder Budenkoller". Andere Autoren, wie z. B. HERSCHBACH, wiesen auf dieses Phänomen hin[171]. Er stellte fest, dass der „Krankenhauskoller" nach ca. fünf Wochen Isolation auftritt. Im Laufe des langen Krankenhausaufenthaltes und infolge eines ausgeprägten Schwäche- und Krankheitsgefühls stellte sich bei vielen Untersuchten extreme Langeweile ein. Sie gaben an, keine Kraft und Konzentrationsfähigkeit mehr aufbringen zu können, um sich abzulenken und einer leichten Beschäftigung nachzugehen. Die Erkrankten erlebten weiterhin eine ausgeprägte Hilflosigkeit und das Gefühl der Ohnmacht gegenüber ihrer Erkrankung. Zusätzlich bedrückte sie eine extreme Ungewissheit bezüglich des Therapieerfolges. SCHUMACHER et al. formulierten[172]: „Durch die lange Dauer der Therapie der akuten myeloischen Leukämie und die ebenso lange Ungewissheit über eine wirklich dauerhafte Remission werden die Patienten sehr lange in einer Art Ausnahmezustand gehalten."

Die als „Ausnahmezustand" bezeichnete Situation führte bei vielen Patienten zum Auftreten von Ängsten in unterschiedlichen Schweregraden. Eine Erklärung für die

---

[170] Zittoun, R. et al.: Assessment of quality of life during intensive chemotherapy or bone marrow transplantation. Psycho-Oncology, 8, 1999, 64-73.
[171] Herschbach, P.: Psychosoziale Onkologie und Lebensqualitätsforschung. in: Schwarz, R. (Hrsg.): Lebensqualität in der Onkologie II, 1995, Zuckschwerdt, München, 34-39.
[172] Schumacher, A. et al.: Lebensqualität und Krankheitsverarbeitung bei Patienten mit akuter myeloischer Leukämie. Psychotherapie · Psychosomatik · Medizinische Psychologie, 46, 1996, 385-390.

erlebte Angst findet sich darin, dass sie sich existentiell bedroht fühlten. So wies MUTHNY darauf hin, dass bei Krebserkrankten eine Lebensbedrohung im subjektiven Erleben und in der objektiv reduzierten Lebenserwartung eine große Rolle spielt[173]. Neben der eingeschränkten Zukunftsperspektive sind auch die körperliche Integrität und das Selbstbild des Patienten bedroht. In der vorliegenden Arbeit wurde deutlich, dass auch das Vorhandensein von Fieber viel Ängste und Sorgen auslöste, vor allem wenn es längere Zeit bestand.

Neben Ängsten traten bei vielen Personen auch Symptome einer Depression auf. Aufgrund ihrer akuten Erkrankung reagierten sie mit Lust-, Interessen- und Hoffnungslosigkeit und zogen sich zurück. Hinzu kam oft Passivität, Resignation und Selbstaufgabe. Patienten mit solchen Reaktionsmustern wollten sich mit ihrer Situation nicht auseinandersetzen und wiesen alles mit der Krankheit zusammenhängende von sich. Sie zeigten ein ausgeprägtes Vermeidungsverhalten, welches bei Leukämiekranken als die häufigste Coping-Strategie beschrieben wurde[174].

Ein weiteres Phänomen betrifft die Wechselhaftigkeit der Gemütsstimmung. Die Patienten erlebten unangenehm starke, z. T. schnell wechselnde Befindlichkeits- schwankungen mit sehr ambivalenten Gefühlen zwischen Optimismus und Hoffnungslosigkeit. Das Phänomen scheint, neben vielen anderen, zu den psychosozialen Besonderheiten der Krebserkrankung und ihrer Therapie zu gehören. MUTHNY beschrieb es als „Stimmungsveränderungen und Bedrohung des emotionalen Gleichgewichtes" und wies auf die negativen Auswirkungen bezüglich der Lebensqualität hin[175]. Auch in dem Artikel von HEUßNER und

---

[173] Muthny, F.A.: Möglichkeiten und Grenzen der Messbarkeit der Lebensqualität (LQ). in: Schwarz, R. (Hrsg.): Lebensqualität in der Onkologie II, 1995, Zuckschwerdt, München, 51-70.
[174] Friis, L.S. et al.: The patient´s perspective - A qualitative study of acute myeloid leukaemia patients´need for information and their information-seeking behaviour. Support Care Cancer, 11, 2003, 162-170.
[175] Muthny, F.A.: Möglichkeiten und Grenzen der Messbarkeit der Lebensqualität (LQ). in: Schwarz, R. (Hrsg.): Lebensqualität in der Onkologie II, 1995, Zuckschwerdt, München, 51-70.

RIEDNER wird die „Achterbahnfahrt der Gefühle" mit großen unvorhergesehenen tageszeitlichen Schwankungen eindrücklich beschrieben[176].
Wie im Kapitel 1.2. der Einleitung dargelegt, wirkt sich das Vorhandensein von psychischen Einschränkungen, insbesondere von Ängsten oder einer Depression negativ auf die Lebensqualität aus[177]. Die vorliegende Arbeit konnte diesen Zusammenhang nur anhand der qualitativen Daten nachvollziehen. In den Patientengesprächen wurde deutlich, dass Ängste, Hoffnungslosigkeit und Depressionen ihre Lebensqualität deutlich reduzierten. Mit den quantitativen Erhebungsansätzen, insbesondere mit der Skala *emotionale Funktionsfähigkeit* des QLQ-C30-Fragebogens konnten Patienten mit erhöhtem Distress nicht eindeutig identifiziert werden. Zu diesem Schluss kamen auch SKARSTEIN et al.[178]. Neben dem QLQ-C30-Fragebogen verwandten sie den Fragebogen HADS (Hospital Anxiety and Depression Scale), der speziell zur Erhebung des Patientendistresses entwickelt wurde. Damit gelang es ihnen, Patienten mit auffälligen psychischen Abweichungen herauszufiltern. Eine andere Arbeitsgruppe nennt den MAC-Fragebogen (Mental Adjustment to Cancer Scale), der Prozesse der Krankheitsverarbeitung mitberücksichtigt und Patienten mit hohem Distress erkennen kann[179]. GÖTZ stellte in ihrer Arbeit heraus, dass eine Neigung des Patienten zur Depressivität am Beginn der Erkrankung prädispositionierend ist für eine negative Lebensqualitätsentwicklung im weiteren Verlauf[180]. Dies verdeutlicht, dass Patienten mit Ängsten und Depressionen möglichst frühzeitig identifiziert werden sollten. Eine Konsequenz wäre es somit, einen der oben angegebenen oder auch einen anderen Fragebogen, der solche Phänomene erfasst, im Stationsalltag zu

---

[176] Heußner, P., Riedner, C.: Psycho-sozialer Distress als Begleitsymptom der Krebserkrankung. Deutsche Medizinische Wochenschrift, 130, 2005, 2155-2157.
[177] Stark, D. et al.: Anxiety disorders in cancer patients: Their nature, associations and relation to quality of life. Journal of Clinical Oncology, 20(14), 2002, 3137-3148.
[178] Skarstein, J. et al.: Anxiety and depression in cancer patients: relation between the Hospital Anxiety and Depression Scale and the European Organisation for Research and Treatment of Cancer Core Quality of Life Questionnaire. Journal of Psychosomatic Research, 49, 2000, 27-34.
[179] Montgomery, C. et al.: Predicting psychological distress in patients with leukaemia and lymphoma. Journal of Psychosomatic Research, 54, 2003, 289-292.
[180] Götz, A.K.: Eine Analyse verschiedener Selbst- und Fremdbeurteilungen zur Lebensqualität von Leukämiekranken. Dissertation, 1990, Universität Köln.

integrieren. WEBER et al.[181], die Patienten mit neu diagnostizierten hämatologischen Erkrankungen an der Charité beobachteten, wiesen auf die große Notwendigkeit hin, durch frühe psychosoziale Hilfestellungen den Patienten zu stabilisieren und so eine günstige Krankheitsverarbeitung einzuleiten. Die Forderung nach adäquater psychotherapeutischer Unterstützung deckt sich mit sehr vielen Autoren auf dem Gebiet der Lebensqualitätsforschung, z. B. mit der von GRULKE[182].

5.7. Kritische Stellungnahme zur Lebensqualitätsforschung

Nach Einschätzung des Autors dieser Arbeit lassen sich in der gegenwärtigen Lebensqualitätsforschung zwei Richtungen voneinander unterscheiden.
Auf der einen Seite steht eine immens große Anzahl von Studien, die Eigenschaften und Nutzen bestimmter Therapien untersuchen und den Begriff „Lebensqualität" benutzen. Nach MOYNIHAN ist auffällig, dass in einer Vielzahl dieser Studien, „Lebensqualität" nur als globales Schlagwort oder bloße „Worthülse" gebraucht wird, ohne dass wirkliche Fragestellungen diesbezüglich im Vordergrund stehen[183]. Die Lebensqualität wird mit sehr einfachen Fragebogenverfahren, hauptsächlich Globalinstrumenten, gemessen. Diese Art der Erhebung wird insbesondere dann verwendet, wenn nutzentheoretische oder ökonomische Interessen im Vordergrund stehen, z. B. bei Kosten-Nutzen-Analysen in der Gesundheitsökonomie oder bei der Vermarktung neuer Medikamente. BULLINGER stellt heraus, dass sich die Pharmaindustrie gerne des

---

[181] Weber, C.S. et al.: Patients with haematological malignancies show a restricted body image focusing on function and emotion. European Journal of Cancer Care, 15, 2005, 155-165.
[182] Grulke, N. et al.: Coping and survival in patients with leukemia undergoing allogenic bone marrow trans-plantation – long-term follow-up of a prospective study. Journal of Psychosomatic Research, 59, 2005, 337-346.
[183] Moynihan, C.: Patient „non-compliance" and „missing data" in quality of life research: Where does the problem lie? European Journal of Cancer, 1998, 34(1), 9-11.

Begriffes „Lebensqualität" als Vermarktungshilfe bedient[184]. Es hat den Anschein, dass der Begriff „Lebensqualität" oft nur Alibifunktion hat, um bestimmte Forschungsergebnisse für eine breitere Öffentlichkeit interessanter zu machen. In Kosten-Nutzwert-Analysen wird noch einen Schritt weiter gegangen und die Lebensqualität in pekuniäre Werte umgewandelt. Das ist, wie im Kapitel 1.1.4.1. ausgeführt, aus wissenschaftlicher Sicht nicht unproblematisch. GRUMANN und SCHLAG kritisieren die Globalinstrumente, da ihre Ergebnisse nur eine sehr eingeschränkte und grobe Sichtweise auf den Patienten ermöglichen[185]. Aus ethischer Sicht wirft die Frage, inwieweit der Geldwert eines Lebens bestimmt werden kann, große gesellschaftspolitische Diskussionen auf.

Auf der anderen Seite stehen Lebensqualitätsforscher, die sich der Komplexität des Begriffes „Lebensqualität" bewusst sind. Sie wehren sich vehement gegen den unscharfen und inflationären Umgang mit dem Begriff „Lebensqualität", der in den letzten Jahrzehnten deutlich wurde[186]. Vor allem Psychologen versuchen mit detaillierten Fragebögen oder Interview-Verfahren die Situation von Patienten näher zu beleuchten. Aspekte der Krankheitsverarbeitung und Persönlichkeitsmerkmale werden berücksichtigt und ihr Einfluss auf die Lebensqualität untersucht. Sie betonen die Notwendigkeit, Empathie für die Erlebniswelt und Respekt vor der Individualität des Patienten zu entwickeln. HERSCHBACH schreibt hierzu[187]: „Die Lebensqualität eines Erkrankten ist nicht auf Anhieb, sondern erst mit mehreren personenzentrierten Gesprächen zu erfassen. Lebensqualität ist mehr als ein Konstrukt für Fragebögen." Das Zugeständnis von Lebensqualität und die Beschäftigung mit diesem Thema ist nach der Meinung HERSCHBACHS „eine Einstellung, eine innere Grundhaltung anderen Menschen gegenüber".

---

[184] Bullinger, M., Siegrist, J. Ravens-Sieberer, U.: Gesundheitsbezogene Lebensqualität in der Medizin – eine Einführung. in: Bullinger, M., Siegrist, J. Ravens-Sieberer, U. (Hrsg.): Lebensqualitätsforschung. Jahrbuch der medizinischen Psychologie, Band 18, 2000, Hogrefe, Göttingen, 11-23.
[185] Grumann, M., Schlag, P.M.: Assessment of quality of life in cancer patients: Complexity, criticism, challenges. Onkologie, 24, 2001, 10-15.
[186] Flechtner, H.: Lebensqualität in onkologischen Studien. Onkologie, 24(5), 2001, 22-27.
[187] Herschbach, P.: Psychosoziale Onkologie und Lebensqualitätsforschung. in: Schwarz, R. (Hrsg.): Lebensqualität in der Onkologie II, 1995, Zuckschwerdt, München, 34-39.

Es stellt sich die Frage, ob die Lebensqualitätsforschung ihren Höhepunkt überschritten hat. Zwei Gründe scheinen hierfür plausibel. Wenn die Verbesserung der Lebensqualität von Patienten tatsächlich ein vorrangiges Ziel für medizinisches Handeln sein soll, dann ist dies sehr kostenintensiv. Die daraus resultierende Ausgabensteigerung scheint bei der gegenwärtigen Ressourcenverknappung nur schwer vorstellbar. Diese Ressourcenknappheit könnte andererseits dazu führen, dass die Lebensqualität von Patienten einzig aus dem Grund erhoben wird, um den ökonomischen Nutzwert einer Therapie zu evaluieren. Dies stünde der ursprünglichen Intention des Begriffes kontradiktorisch gegenübersteht.

6. Zusammenfassung

Im Rahmen dieser Beobachtungsstudie wurden in der Abteilung für Hämatologie und Onkologie einer Berliner Klinik die Lebensqualitätsverhältnisse von 33 Patienten mit akuter myeloischer Leukämie während der stationären und ambulanten Therapiephase analysiert.

Ein Ziel war es, die durch Erkrankung und Therapie veränderte Lebensqualität der Betroffenen im Verlauf zu beschreiben. Weiterhin sollten biologische, klinische, psychosoziale und individuelle Einflussfaktoren auf die Lebensqualität untersucht werden.

Als Verfahren zur quantitativen Erfassung der Lebensqualität kamen zwei standardisierte Fragebögen, der EORTC QLQ-C30 und der EuroQol EQ-5D, zum Einsatz. Daneben wurden mit Hilfe personenzentrierter Gespräche qualitative Daten erhoben. Mit einer eigens für diese Pilotstudie konzipierten Methode zur Erfassung des klinischen Gesundheitszustandes eines Patienten wurden alle auftretenden Symptome und Befunde gesammelt und zu einem Wert (*K-Score*) zusammengefasst. Die Gespräche und die *K-Score*-Erhebung fanden ausschließlich während der stationären Therapiephase statt.

Durch die qualitativ gewonnenen Daten konnten folgende, die Lebensqualität reduzierende, situationsbedingte und psychoreaktive Belastungsfaktoren der Patienten ermittelt werden: Zunächst hatte die Mitteilung der Diagnose eine psychische Stressbelastung zur Folge. Die Isolation im Krankenzimmer wurde als sehr einschränkend erlebt. Daneben stellte die Länge des Krankenhausaufenthaltes für die Patienten eine enorme Belastung dar. Infolge eines ausgeprägten Schwäche- und Krankheitsgefühls war die Motivation, ablenkenden Beschäftigungen nachzugehen, äußerst reduziert. Die Patienten beklagten Ängste und Symptome einer Depression. Sie erlebten im Krankenhaus eine ausgeprägte Hilflosigkeit und fühlten sich gegenüber ihrer Situation ohnmächtig. Die

Gemütsstimmung war häufigen Schwankungen unterworfen. Auffallend war der hohe Stellenwert, den die Thematik der Nahrungsaufnahme für die Patienten hatte. Zwei Drittel der Erkrankten wiesen infolge der Chemotherapie Schleimhautschäden im Mundbereich auf, was das Essen erschwerte bzw. unmöglich machte. Die Auswertung der Fragebögen ergab, dass die Lebensqualität am stärksten während der stationären Therapiephase reduziert war. Eine statistisch signifikante Verbesserung war neun Monate nach Beginn der ambulanten Phase feststellbar. Am ausgeprägtesten waren die soziale Funktionsfähigkeit und die Rollenfunktionsfähigkeit der Patienten eingeschränkt. Die emotionale Belastung war während der Induktionstherapie am höchsten. Über den gesamten Beobachtungszeitraum hinweg wurde Fatigue als das am stärksten belastende Symptom angegeben.

Ein statistisch signifikanter Einfluss soziodemographischer (Alter, Geschlecht) und biologischer Variablen (Genese der Leukämie, Erreichen einer kompletten Remission) auf die Lebensqualität konnte nicht gefunden werden. Die Prognose der Leukämie hatte keinen nachweislichen Einfluss auf die Lebensqualität. Einzig die Aufenthaltsdauer zur Induktionstherapie hatte statistisch signifikante Auswirkungen auf die Lebensqualitätswerte und den *K-Score*.

Folgende klinische Befunde wurden mittels der *K-Score*-Erhebung während der stationären Therapiephase am häufigsten detektiert: Fatigue, Fieber, Übelkeit, Erbrechen, Appetitverlust, ängstlich-depressives Syndrom, Stomatitis, Schmerzen und Schlafstörungen. 46% der Patienten erkrankten an einer Lungenmykose. Das Vorliegen dieses Befundes hatte statistisch signifikant niedrigere Lebensqualitätswerte zur Folge. Unklar ist, ob die reduzierte Lebensqualität auf das Vorliegen der Lungenmykose oder auf den insgesamt schlechteren klinischen Gesundheitsstatus dieser Patienten zurückzuführen war.

Weiterhin konnte gezeigt werden, dass der mit dem *K-Score* erfasste klinische Gesundheitsstatus des Patienten seine Lebensqualitätsbewertung in statistisch signifikanter Weise beeinflusste. Dieses Ergebnis ist kritisch zu bewerten, da der Zusammenhang nur mit einem der drei eingesetzten Globalmaße der Lebensqualitätsbestimmung verifiziert werden konnte. Es ist anzunehmen, dass dieses Globalmaß hauptsächlich körperlich-funktionale Bereiche der Lebensqualität bestimmt und sich deshalb die statistisch signifikante Beziehung zum *K-Score* ergab. Ferner ist die Existenz weiterer, den Zusammenhang zwischen ermitteltem klinischen Status und Lebensqualität moderierender Variablen nicht auszuschließen. Darüber hinaus musste der gefundene Zusammenhang für fünf Patienten eingeschränkt werden. Bei diesen war die Einflussstärke ihres ermittelten klinischen Gesundheitsstatus auf die Lebensqualität statistisch signifikant geringer als bei der Allgemeinheit der Patienten. Interessanterweise ergab die Auswertung der erfolgten Gespräche Hinweise auf Ursachen und Hintergründe für diese Abweichungen. Bei allen fünf Patienten ließen sich individuelle Belastungsfaktoren eruieren, von denen zu vermuten ist, dass sie maßgeblich auf ihre Lebensqualität Einfluss nahmen.

Die Studie machte deutlich, dass es eine Vielzahl situationsbedingter, sozialer, psychoreaktiver und individueller Einflussfaktoren auf die Lebensqualität gibt. Diese Faktoren konnten mit den verwendeten Fragebogen-Instrumenten nur unzureichend ermittelt werden. Erst die zusätzlichen Informationen aus den personenzentrierten Gesprächen boten die Möglichkeit, die Lebensqualitätswerte so zu ergänzen, dass ein besseres Verständnis für den Patienten und seine Angaben entstehen konnte. Künftige Lebensqualitätsuntersuchungen sollten daher neben quantitativen auch qualitative Erhebungsmethoden einsetzen.

7. Literaturverzeichnis

Aaronson, N.K. et al.: Comparing translation of the EORTC QLQ-C30 using differential item functioning analyses. Quality of Life Research, 15(6), 2006, 1103-1115.

Aaronson, N.K. et al.: The European Organization for Research and Treatment of Cancer (EORTC) Modular Approach to Quality of Life Assessment in Oncology: An Update. in: Spilker, B. (Hrsg.): Quality of Life and Pharmacoeconomics in Clinical Trials, 1996, Lippincott-Raven, Philadelphia, 179-190.

Arbeitsgemeinschaft Bevölkerungsbezogener Krebsregister in Deutschland (Hrsg.): Krebs in Deutschland – Häufigkeiten und Trends. 2002, Saarbrücken.

Baker, S.R. et al.: Testing relationships between clinical and non-clinical variables in xerostomia: A structural equation model of oral health-related quality of life. Quality of Life Research, 16(2), 2007, 297-308.

Bellach, B.-M., Radoschewski, M.: Gesundheitsbezogene Lebensqualität als Parameter der Gesundheit von Bevölkerungen. in: Ravens-Sieberer, U., Cieza, A. (Hrsg.): Lebensqualität und Gesundheitsökonomie in der Medizin: Konzepte, Methoden, Anwendung. 2000, ecomed, Landsberg, 393-412.

Bergner, M. et al.: The Sickness Impact Profile: development and final revision of a health status measure. Medical Care, 19, 1981, 787-805.

Bernhard, J. et al.: Health related quality of life: A changing construct? Quality of Life Research, 13, 2004, 1187-1197.

Böhmer, S., Kohlmann, T: Verfahren zur Bewertung von Gesundheitszuständen und Lebensqualität. in: Ravens-Sieberer, U., Cieza, A. (Hrsg.): Lebensqualität und Gesundheitsökonomie in der Medizin: Konzepte, Methoden, Anwendung. 2000, ecomed, Landsberg, 53-72.

Bortz J., Döring N.: Forschungsmethoden und Evaluation. 2006, Springer Verlag, Heidelberg.

Brown, J.E. et al.: Patterns over time in quality of life, coping and psychological adjustment in late stage melanoma patients: An application of multilevel models. Quality of Life Research, 9, 2000, 75-85.

Büchner, T., Hiddemann, W.: Therapiestrategien bei akuter myeloischer Leukämie. Internist, 43, 2002, 1203-1211.

Büchner, T.: Akute myeloische Leukämie. in: Thiemes Innere Medizin: TIM, 1999, Thieme, Stuttgart, New York, 865-870.

Bullinger, M., Schmidt, S.: Methoden zur Lebensqualitätsbewertung in der Onkologie. in: Schmoll, H.J., Höffken, K., Possinger, K. (Hrsg.): Kompendium Internistische Onkologie, Band 1, 2006, Springer, Heidelberg, 2505-2516.

Bullinger, M., Siegrist, J. Ravens-Sieberer, U.: Gesundheitsbezogene Lebensqualität in der Medizin – eine Einführung. in: Bullinger, M., Siegrist, J. Ravens-Sieberer, U. (Hrsg.): Lebensqualitätsforschung. Jahrbuch der medizinischen Psychologie, Band 18, 2000, Hogrefe, Göttingen, 11-23.

Bullinger, M.: Gesundheitsbezogene Lebensqualität und subjektive Gesundheit. Psychotherapie · Psychosomatik · Medizinische Psychologie, 47, 1997, 76-91.

Bullinger, M.: Lebensqualität: Ein neues Thema in der Medizin? Zentralblatt für Gynäkologie,124, 2002, 153-156.

Burnett, A. et al.: Acute myeloid leukemia. New England Journal of Medicine, 341, 1999, 1051-1062.

Danzer, G. et al.: On the theory of individual health. Journal of Medical Ethics, 28, 2002, 17-19.

Diener, E. et al.: Subjective well-being: Three decades of progress. Psychological Bulletin, 125, 1999, 276-302.

Engel, G.L.: The need for a new medical model: A challenge for biomedicine. Sience, 196, 1977, 129-136.

Essink-Bot, M.L. et al.: Quality of life after palliative treatment for oesophageal carcinoma – a prospective comparison between stent placement and single dose brachytherapy. European Journal of Cancer, 40, 2004, 1862-1871.

Flechtner, H.: Lebensqualität in onkologischen Studien. Onkologie, 24(5), 2001, 22-27.

Folkman, S., Greer, S.: Promoting psychological well-being in the face of serious illness: When theory, research and practice inform each other. Psycho-Oncology, 9, 2000, 11-19.

Friis, L.S. et al.: The patient´s perspective - A qualitative study of acute myeloid leukaemia patients´need for information and their information-seeking behaviour. Support Care Cancer, 11, 2003, 162-170.

Götz, A.K.: Eine Analyse verschiedener Selbst- und Fremdbeurteilungen zur Lebensqualität von Leukämiekranken. Dissertation, 1990, Universität Köln.

Greenberg, D.B. et al.: Quality of life for adult leukemia survivors treated on clinical trials of Cancer and Leukemia Group B during the period 1971-1988: predictors for later psychological distress. Cancer, 80(10), 1997, 1936-1944.

Greiner, W. et al.: A single European currency for EQ-5D health states. European Journal of Health Economics, 4, 2003, 222-231.

Grill, H.: Die Entwicklung eines schöpferischen Denkens und Empfindens am Beispiel der Anatomie und Physiologie des Körpers. 1997, Verlag für Schriften von Heinz Grill, Soyen.

Grulke, N. et al.: Coping and survival in patients with leukemia undergoing allogenic bone marrow trans-plantation – long-term follow-up of a prospective study. Journal of Psychosomatic Research, 59, 2005, 337-346.

Grumann, M., Schlag, P.M.: Assessment of quality of life in cancer patients: Complexity, criticism, challenges. Onkologie, 24, 2001, 10-15.

Haag, G., Muthny, F.A. et al.: Chronische Erkrankungen, psychische Belastungen und Krankheitsbewältigung. Psychotherapie · Psychosomatik · Medizinische Psychologie, 53, 2003, 83-93.

Härter, M. et al.: Psychiatric disorders and associated factors in cancer: Results of an interview study with patients in inpatient, rehabilitation and outpatient treatment. European Journal of Cancer, 37, 2001, 1385-1393.

Helgeson V.S.: Social support and quality of life. Quality of Life Research, 12(1), 2003, 25-31.

Herschbach, P. et al.: Einheitliche Beschreibung des subjektiven Befindens von Krebspatienten. Deutsches Ärzteblatt, 12, 2004, A 799-802.

Herschbach, P.: Das "Zufriedenheitsparadox" in der Lebensqualitätsforschung. Psychotherapie · Psychosomatik · Medizinische Psychologie, 52, 2002, 141-150.

Herschbach, P.: Psychosoziale Onkologie und Lebensqualitätsforschung. in: Schwarz, R. (Hrsg.): Lebensqualität in der Onkologie II, 1995, Zuckschwerdt, München, 34-39.

Heußner, P., Riedner, C.: Psycho-sozialer Distress als Begleitsymptom der Krebserkrankung. Deutsche Medizinische Wochenschrift, 130, 2005, 2155-2157.

Hiddemann, W. et al.: Pathogenese und Biologie der Leukämien. Internist, 43, 2002, 1179-1189.

Holle, R.: Möglichkeiten und Grenzen des QALY-Konzeptes in der onkologischen Therapieforschung. in: Schwarz, R. (Hrsg.): Lebensqualität in der Onkologie II, 1995, Zuckschwerdt, München, 102-111.

Hürny, C. et al.: Möglichkeiten und Grenzen der Erfassung von Lebensqualitätsvariablen in klinisch-onkologischen Studien: „Kritische" Kriterien. in: Schwarz, R. (Hrsg.): Lebensqualität in der Onkologie, 1991, Zuckschwerdt, München, 62-73.

Hunt, S.M. et al.: The Nottingham Health Profile: subjective health status and medical consultations. Social Science and Medicine Part A, 15, 1981, 221-229.

Keller, M. et al.: Psycho-Oncology in a united Europe – changes and challenges. Critical Reviews in Oncology/Hematology, 45, 2003, 109-117.

Koch, U., Weis, J.: Krankheitsbewältigung bei Krebs. 1998, Schattauer, Stuttgart.

Koch, U.: Geleitwort. in: Ravens-Sieberer, U., Cieza, A. (Hrsg.): Lebensqualität und Gesundheitsökonomie in der Medizin: Konzepte, Methoden, Anwendung. 2000, ecomed, Landsberg, 9-10.

König, H.H.: Gesundheitszustand der deutschen Bevölkerung: Ergebnisse einer repräsentativen Befragung mit dem EuroQol-Instrument. Gesundheitswesen, 67, 2005, 173-182.

Konsensuspapier zur Durchführung von Lebensqualitätserhebungen in onkologischen Therapiestudien. in: Schwarz, R. (Hrsg.): Lebensqualität in der Onkologie, 1991, Zuckschwerdt, München, 145-148.

Krabbe, P. et al.: Responsiveness of the generic EQ-5D summary measure compared to the disease-specific EORTC QLQ-C30. Quality of Life Research, 13, 2004, 1247-1253.

Küchler, T., Bullinger, M.: Onkologie. in: Ravens-Sieberer, U., Cieza, A. (Hrsg.): Lebensqualität und Gesundheitsökonomie in der Medizin: Konzepte, Methoden, Anwendung. 2000, ecomed, Landsberg, 144-158.

Küchler, T.: Interviewverfahren in der Lebensqualitätsforschung. in: Schwarz, R. (Hrsg.): Lebensqualität in der Onkologie, 1991, Zuckschwerdt, München, 23-33.

Kühnbach, R.: Untersuchung zur Lebensqualität bei Patienten mit akuter myeloischer Leukämie und myelodysplastischem Syndrom. Dissertation, 2008, Ludwig-Maximilians-Universität München.

Künstner, S. et al.: The comparability of quality of life scores: a multitrait multimethod analysis of the EORTC QLQ-C30, SF-36 and FLIC questionnaires. European Journal of Cancer, 38, 2002, 339-348.

Lazarus, R.S., Folkman, S.: Stress, Appraisal and Coping. 1984, Springer, New York.

Lesko, L.M. et al.: Long-term psychological adjustment of acute leukemia survivors: impact of bone marrow transplantation versus conventional chemotherapy. Psychosomatic Medicine, 54(1), 1992, 30-47.

Lubetkin, E.I.: Relationship among sociodemographic factors, clinical conditions and health-related quality of life: Examining the EQ-5D in the U.S. general population. Quality of Life Research, 14, 2005, 2187-2196.

Montgomery, C. et al.: Predicting psychological distress in patients with leukaemia and lymphoma. Journal of Psychosomatic Research, 54, 2003, 289-292.

Moynihan, C.: Patient „non-compliance" and „missing data" in quality of life research: Where does the problem lie? European Journal of Cancer, 1998, 34(1), 9-11.

Muthny, F.A. et al. : Praxis und Bedeutung der Lebensqualität in der Onkologie. in: Muthny, F.A., Haag, G. (Hrsg.): Onkologie im psychosozialen Kontext. 1993, Asanger, Heidelberg, 163-185.

Muthny, F.A.: Möglichkeiten und Grenzen der Messbarkeit der Lebensqualität (LQ). in: Schwarz, R. (Hrsg.): Lebensqualität in der Onkologie II, 1995, Zuckschwerdt, München, 51-70.

Parpa, E. et al.: Assessment of anxiety and depression in advanced cancer patients and their relationship with quality of life. Quality of Life Research, 14, 2005, 1825-1833.

Ravens-Sieberer, U., Cieza, A.: Lebensqualitätsforschung in Deutschland – Forschungsstand, Methoden, Anwendungsbeispiele und Implikationen. in: Ravens-Sieberer, U., Cieza, A. (Hrsg.): Lebensqualität und Gesundheitsökonomie in der Medizin: Konzepte, Methoden, Anwendung. 2000, ecomed, Landsberg, 25-49.

Redaelli, A. et al.: Short- and long-term effects of acute myeloid leukemia on patient health-related quality of life. Cancer Treatment Reviews, 30, 2004, 103-117.

Rosser, R.M., Watts, V.G.: The measurement of hospital output. International Journal of Epidemiology, 1, 1972, 361-368.

Santos, F.R. et al.: Psychosocial adaptation and quality of life among Brazilian patients with different hematological malignancies. Journal of Psychosomatic Research, 60, 2006, 505-511.

Schöffski, O., Rose, K.: Das QALY-Konzept, Wirtschaftswissenschaftliches Studium, Heft 1, 1994, 31-34.

Schulenburg, M. von der, Claes, C., Greiner, W., Uber, A.: Die deutsche Version des EuroQol-Fragebogens. Zeitschrift für Gesundheitswissenschaften, 6. Jg., Heft 1, 1998, 3-20.

Schulenburg, M. von der, Greiner, W.: Gesundheitsökonomie. 2000, Mohr Siebeck, Tübingen.

Schumacher, A. et al.: Fatigue as an important aspect of quality of life in patients with acute leukemia. Leukemia Research, 26(4), 2002, 355-362.

Schumacher, A. et al.: Lebensqualität und Krankheitsverarbeitung bei Patienten mit akuter myeloischer Leukämie. Psychotherapie · Psychosomatik · Medizinische Psychologie, 46, 1996, 385-390.

Schumacher, A.: Quality of life in adult patients with acute myeloid leukemia receiving intensive and prolonged chemotherapy – a longitudinal study. Leukemia, 12(4), 1998, 586-592.

Schwartz, C.E. et al.: The clinical significance of adaption to changing health: A meta-analysis of response shift. Quality of Life Research, 15(9), 2006, 1533-1550.

Sellschopp, A.: Psychoonkologische Betreuung. in: Schmoll, H.J., Höffken, K., Possinger, K.(Hrsg.): Kompendium Internistische Onkologie, Band 1, 2006, Springer, Heidelberg, 2425-2435.

Skarstein, J. et al.: Anxiety and depression in cancer patients: relation between the Hospital Anxiety and Depression Scale and the European Organisation for Research and Treatment of Cancer Core Quality of Life Questionnaire. Journal of Psychosomatic Research, 49, 2000, 27-34.

Spencer, S.M. et al.: Psychological and social factors in adaption. in: Holland J.C. (Hrsg.): Psycho-Oncology, 1998, Oxford University Press, New York, 211-222.

Stalfelt, A.M.: Quality of life of patients with acute myeloid leukemia. Leukemia Research, 18(4), 1994, 257-267.

Stark, D. et al.: Anxiety disorders in cancer patients: Their nature, associations and relation to quality of life. Journal of Clinical Oncology, 20(14), 2002, 3137-3148.

The EuroQol Group: EuroQol – a new facility for the measurement of health-related quality of life. Health Policy, 16, 1990, 199-208.

Tschuschke, V.: Psychoonkologie. 2002, Schattauer, Stuttgart.

Uyl-de Groot, C.A. et al.: Cost-effectiveness and quality-of-life assessment of GM-CSF as an adjunct to intensive remission induction chemotherapy in elderly patients with acute myeloid leukemia. British Journal of Haematology, 100(4), 1998, 629-636.

Velikova, G. et al.: Self-reported quality of life of individual cancer patients: Concordance of results with disease course and medical records. Journal of Clinical Oncology, 19(7), 2001, 2064-2073.

Vos, M.S., Haes, J.C. de: Denial in cancer patients, an explorative review. Psychooncology, 16(1), 2007, 12-25.

Weber, C.S. et al.: Patients with haematological malignancies show a restricted body image focusing on function and emotion. European Journal of Cancer Care, 15, 2005, 155-165.

Wetzler, M. et al.: Akute und chronische myeloische Leukämie. in: Harrisons Innere Medizin Band 1, Dietel, M., Suttorp, N., Zeitz, M. (Hrsg. der dt. Ausg.), 2005, ABW Wissenschaftsverlag, Berlin, 678-683.

Wilson, I.B., Cleary, P.D.: Linking clinical variables with health-related quality of life. Journal of the American Medical Association, 273, 1995, 970-975.

Wood-Dauphinee, S.: Assessing quality of life in clinical research: From where have we come and where are we going? Journal of Clinical Epidemiology, 42 (4), 1999, 355-363.

World Health Organisation, Chronicle of the WHO, 1, 1947, 29.

Zieren, C.A. et al.: Lebensqualitätserfassung nach Resektion colorectaler Carcinome. Der Chirurg, 67, 1996, 703-709.

Zittoun, R. et al.: Assessment of quality of life during intensive chemotherapy or bone marrow transplantation. Psycho-Oncology, 8, 1999, 64-73.

Zittoun, R.: Quality of life in adults with acute leukemia. in: Aaronson, N.K., Beckman, J. (Hrsg.): The quality of life of cancer patients, 1987, Raven, New York, 183-192.

8. Anhang

8.1. Der EORTC QLQ-C30

Bitte geben Sie uns hier an:	Bitte diese Spalte nicht ausfüllen
Ihre Initialen:................	Zentrum:...................................
Ihr Geburtsdatum:............	Lfd. Nr. des Patienten: ....
Das aktuelle Datum:..........	Meßzeitpunkt:.....................T

Fragebogen zum subjektiven Wohlbefinden und zur Lebensqualität

Wir sind an einigen Angaben interessiert, die Sie und Ihre Gesundheit betreffen. Bitte beantworten Sie folgende Fragen selbst, indem Sie die Zahl ankreuzen, die am besten auf Sie zutrifft. Es gibt keine "richtigen" oder "falschen" Antworten. Ihre Angaben werden streng vertraulich behandelt.

		NEIN	JA
1.	Bereitet es Ihnen Schwierigkeiten, sich körperlich anzustrengen? (z. B. eine schwere Einkaufstasche oder einen Koffer zu tragen?)	1	2
2.	Bereitet es Ihnen Schwierigkeiten, einen längeren Spaziergang zu machen?	1	2
3.	Bereitet es Ihnen Schwierigkeiten, eine kurze Strecke außer Haus zu gehen?	1	2
4.	Müssen Sie den größten Teil des Tages im Bett oder in einem Sessel verbringen?	1	2
5.	Brauchen Sie Hilfe beim Essen, Anziehen, Waschen oder beim Benutzen der Toilette?	1	2
6.	Sind Sie in irgendeiner Weise bei Ihrer Arbeit entweder im Beruf oder im Haushalt eingeschränkt?	1	2
7.	Sind Sie gänzlich außerstande im Beruf oder im Haushalt zu arbeiten?	1	2

Während der letzten Woche:

		überhaupt nicht	wenig	mäßig	sehr
8.	Waren Sie kurzatmig?	1	2	3	4
9.	Hatten Sie Schmerzen?	1	2	3	4
10.	Mußten Sie sich ausruhen?	1	2	3	4
11.	Hatten Sie Schlafstörungen?	1	2	3	4
12.	Fühlten Sie sich schwach?	1	2	3	4
13.	Hatten Sie Appetitmangel?	1	2	3	4
14.	War Ihnen übel?	1	2	3	4
15.	Haben Sie erbrochen?	1	2	3	4
16.	Hatten Sie Verstopfung?	1	2	3	4

Während der letzten Woche:	überhaupt nicht	wenig	mäßig	sehr
17. Hatten Sie Durchfall?	1	2	3	4
18. Waren Sie müde?	1	2	3	4
19. Fühlten Sie sich durch Schmerzen in Ihrem alltäglichen Leben beeinträchtigt?	1	2	3	4
20. Hatten Sie Schwierigkeiten, sich auf etwas zu konzentrieren, z.B. auf das Zeitunglesen oder das Fernsehen?	1	2	3	4
21. Fühlten Sie sich angespannt?	1	2	3	4
22. Haben Sie sich Sorgen gemacht?	1	2	3	4
23. Waren Sie reizbar?	1	2	3	4
24. Fühlten Sie sich niedergeschlagen?	1	2	3	4
25. Hatten Sie Schwierigkeiten sich an Dinge zu erinnern?	1	2	3	4
26. Hat Ihr Gesundheitszustand oder Ihre medizinische Behandlung Ihr Familienleben beeinträchtigt?	1	2	3	4
27. Hat Ihr Gesundheitszustand oder Ihre medizinische Behandlung Ihr Zusammensein bzw. Ihre gemeinsamen Unternehmungen mit anderen Menschen beeinträchtigt?	1	2	3	4
28. Hat Ihr Gesundheitszustand oder Ihre medizinische Behandlung für Sie finanzielle Schwierigkeiten mit sich gebracht?	1	2	3	4

Bitte kreuzen Sie bei den folgenden Fragen die Zahl zwischen 1 und 7 an, die am besten auf Sie zutrifft.

Wie würden Sie insgesamt Ihren körperlichen Zustand während der letzten Woche einschätzen?

1	2	3	4	5	6	7
sehr schlecht						ausgezeichnet

Wie würden Sie insgesamt Ihre Lebensqualität in der letzten Woche einschätzen?

1	2	3	4	5	6	7
sehr schlecht						ausgezeichnet

Vielen Dank für Ihre Mitarbeit!

Die Verwendung dieses Fragebogens ist möglich durch Kontakt mit dem Quality of Life Department der EORTC, welches das Copyright besitzt (http://groups.eortc.be/qol).

8.2. Der EuroQol EQ-5D

Bitte geben Sie an, welche Aussagen Ihren heutigen Gesundheitszustand am besten beschreiben, indem Sie ein Kreuz in ein Kästchen jeder Gruppe machen.

Beweglichkeit/Mobilität

Ich habe keine Probleme herumzugehen ❏

Ich habe einige Probleme herumzugehen ❏

Ich bin ans Bett gebunden ❏

Für sich selbst sorgen

Ich habe keine Probleme, für mich selbst zu sorgen ❏

Ich habe einige Probleme, mich selbst zu waschen oder mich anzuziehen ❏

Ich bin nicht in der Lage, mich selbst zu waschen oder anzuziehen ❏

Allgemeine Tätigkeiten *(z.B. Arbeit, Studium, Hausarbeit, Familien- oder Freizeitaktivitäten)*

Ich habe keine Probleme, meinen alltäglichen Tätigkeiten nachzugehen ❏

Ich habe einige Probleme, meinen alltäglichen Tätigkeiten nachzugehen ❏

Ich bin nicht in der Lage, meinen alltäglichen Tätigkeiten nachzugehen ❏

Schmerzen/Körperliche Beschwerden

Ich habe keine Schmerzen oder Beschwerden ❏

Ich habe mäßige Schmerzen oder Beschwerden ❏

Ich habe extreme Schmerzen oder Beschwerden ❏

Angst/Niedergeschlagenheit

Ich bin nicht ängstlich oder deprimiert ❏

Ich bin mäßig ängstlich oder deprimiert ❏

Ich bin extrem ängstlich oder deprimiert ❏

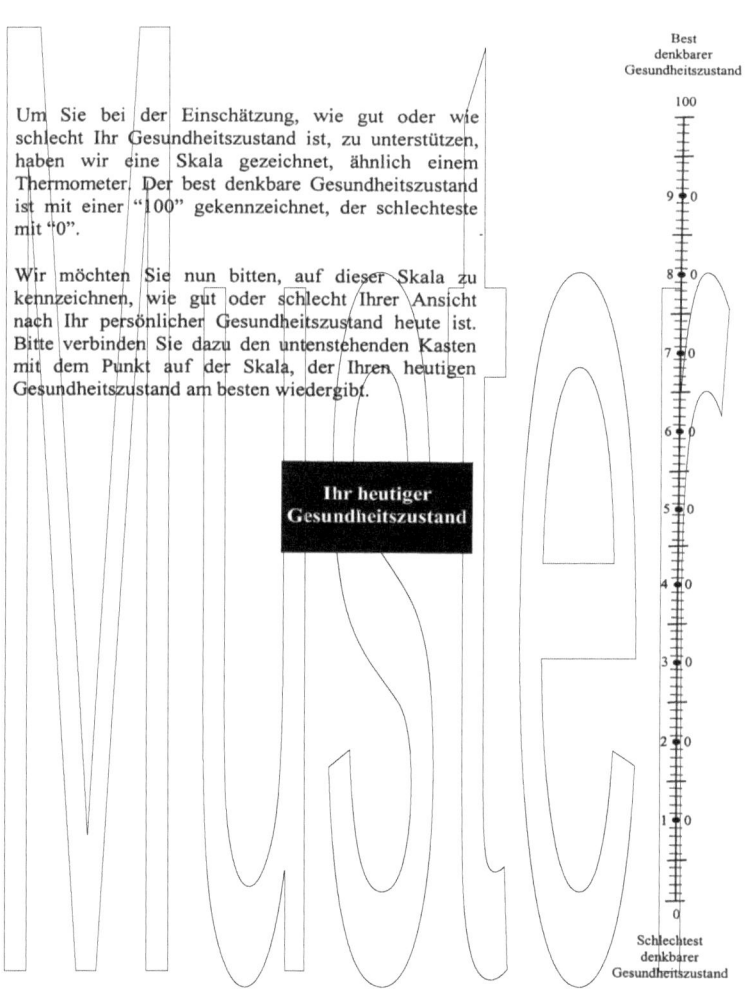

Die Verwendung dieses Fragebogens ist möglich durch Kontakt mit der EuroQol Group Foundation, welches das Copyright besitzt (http://euroqol.org).

8.3. Behandlungsablauf nach dem AMLCG 2000-Protokoll

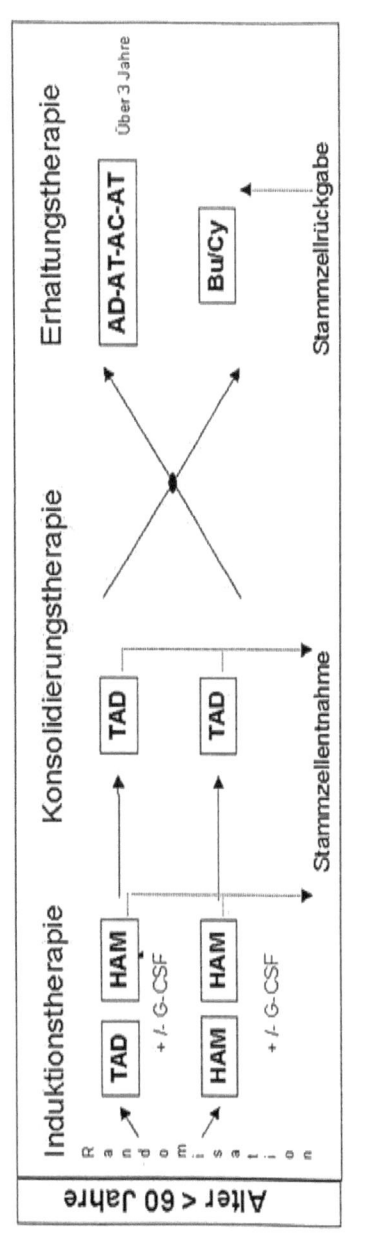
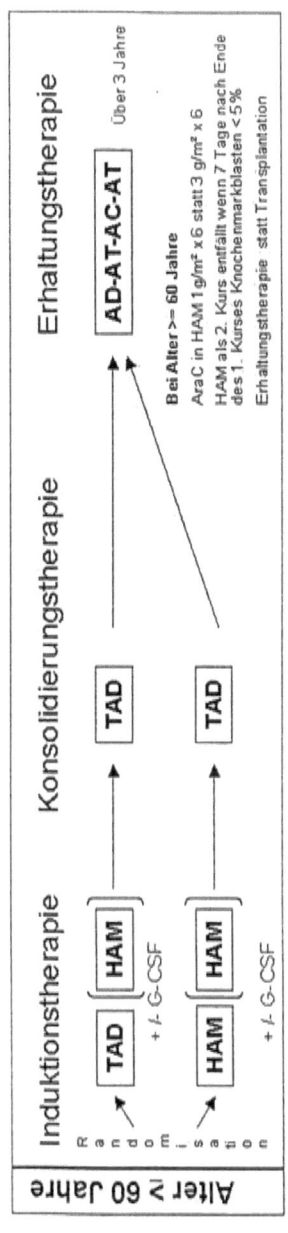

9. Danksagung

Mein Dank gilt Herrn **Heinz Grill** für die Anregungen und das Interesse für meine Dissertation.

Weiterhin bin ich Herrn Dr. **Clemens Micus**, Herrn **Christian Brandmayer** und Herrn Dr. **Markus Schwaiger** für das Korrekturlesen dankbar.

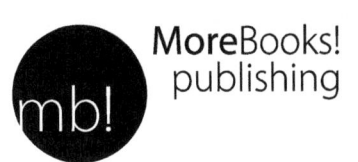

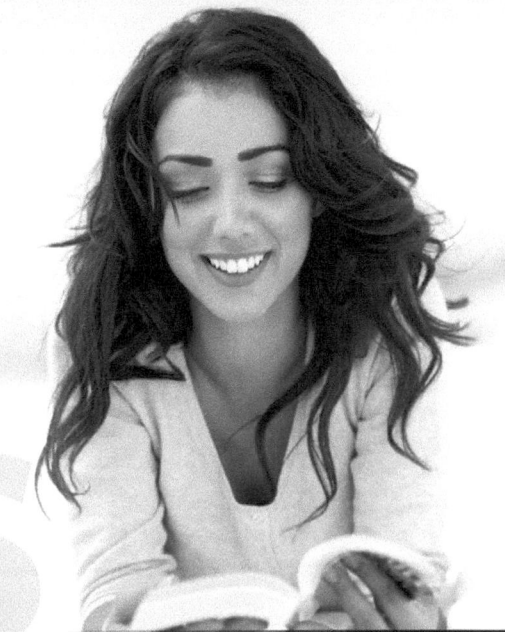

i want morebooks!

Buy your books fast and straightforward online - at one of world's fastest growing online book stores! Environmentally sound due to Print-on-Demand technologies.

Buy your books online at
www.get-morebooks.com

Kaufen Sie Ihre Bücher schnell und unkompliziert online – auf einer der am schnellsten wachsenden Buchhandelsplattformen weltweit! Dank Print-On-Demand umwelt- und ressourcenschonend produziert.

Bücher schneller online kaufen
www.morebooks.de

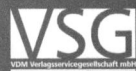

VDM Verlagsservicegesellschaft mbH
Heinrich-Böcking-Str. 6-8   Telefon: +49 681 3720 174   info@vdm-vsg.de
D - 66121 Saarbrücken   Telefax: +49 681 3720 1749   www.vdm-vsg.de

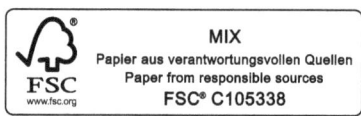

Printed by Books on Demand GmbH, Norderstedt / Germany